U0270303

Talk about
Common Urologic
Diseases

主编 奚庆红 侯黎莉 胡 敏

泌尿外科
常见疾病那些事

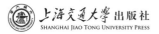

上海交通大学出版社
SHANGHAI JIAO TONG UNIVERSITY PRESS

内容提要

本书用通俗易懂的语言讲述了泌尿外科相关的医学知识。泌尿外科常见病包括泌尿系结石、肾脏疾病、膀胱疾病、前列腺疾病及男科疾病等。本书对这些常见疾病的病因、临床表现、诊断、治疗、并发症处理、疗效评估、复查随访及预防等患者最关心的问题予以通俗易懂的回答，尤其侧重于对护理以及预防等方面知识的讲解。阅读本书可方便患者准确、科学、快捷地了解相关疾病知识，指导患者进行就诊和科学护理。本书图文并茂，通俗易懂，适合泌尿外科疾病患者阅读参考，也可供普通读者参考使用。

图书在版编目(CIP)数据

泌尿外科常见疾病那些事/奚庆红,侯黎莉,胡敏
主编.一上海:上海交通大学出版社,2024.6
ISBN 978-7-313-30747-7

Ⅰ.①泌… Ⅱ.①奚…②侯…③胡… Ⅲ.①泌尿外
科学一常见病一诊疗 Ⅳ.①R69

中国国家版本馆 CIP 数据核字(2024)第 099532 号

泌尿外科常见疾病那些事
MINIAO WAIKE CHANGJIAN JIBING NAXIESHI

主　　编：奚庆红　侯黎莉　胡　敏
出版发行：上海交通大学出版社　　　　地　　址：上海市番禺路 951 号
邮政编码：200030　　　　　　　　　　电　　话：021-64071208
印　　制：上海颛辉印刷厂有限公司　　经　　销：全国新华书店
开　　本：880mm×1230mm　1/32　　印　　张：5.75
字　　数：122 千字
版　　次：2024 年 6 月第 1 版　　　　　印　　次：2024 年 6 月第 1 次印刷
书　　号：ISBN 978-7-313-30747-7
定　　价：48.00 元

版权所有　侵权必究
告读者：如发现本书有印装质量问题请与印刷厂质量科联系
联系电话：021-56152633

编委会

主　编：奚庆红　侯黎莉　胡　敏

副主编：吴　娟　王婉娇　李文峰

参　编（以姓氏笔画为序）：

于成玲　王　凤　王晓雨　王一惟

方源炜　张佳燕　周庭霏　周忆影

程　锦

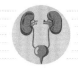

前言

　　人民健康是民族昌盛和国家富强的重要标志，《"健康中国 2030"规划纲要》中更是将普及科学知识，提升全民健康素养，以提高全民自我健康管理能力和健康水平作为首要任务。因此，了解疾病、认识疾病的症状、发生原因以及治疗方式和预防措施，就是提高全民健康素养的重要途径之一。

　　为了积极响应国家号召，提升全民的健康素养，我们汇总了泌尿外科常见疾病的发病原因、临床症状、诊断和鉴别诊断、治疗方式、自我护理以及预防保健等知识，用通俗易懂的语言呈现给大家，希望带领大家一起了解泌尿外科相关的疾病知识，一起去探秘泌尿外科常见疾病那些事。

　　本书由基础篇和疾病篇两大部分组成。基础篇介绍了泌尿系统的主要器官、常见症状与检查。疾病篇由四部分组成，包括肾脏疾病、输尿管、尿道与膀胱疾病，以及男性及女性特有的泌尿系统疾病，如男性的前列腺疾病、睾丸相关疾病，女性的膀胱阴道瘘、尿道肉阜等。对这些疾病,本书都做了通俗易懂的介绍,虽不求面面俱到,但求能将读者最关心的问题介绍给大家,使读者在阅读完本书后有所收获。

本书在编写过程中参考了《实用内科学》《实用外科学》等相关专著及大量的学术论文等文献,在此对这些文献的作者表示最诚挚的感谢。

本书从筹划、编写到出版的整个过程都倾注了作者团队的大量心血,在此对各位编者的辛勤付出表示衷心的感谢。由于本书编者均身处紧张的临床一线工作,编写时间仓促,加之编写经验不足,本书一定存在一些不足甚或谬误之处,恳请读者提出宝贵的意见和建议,以便我们后期再版时予以修订完善。

编 者

2024 年 2 月

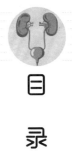

目录

下篇　疾病篇

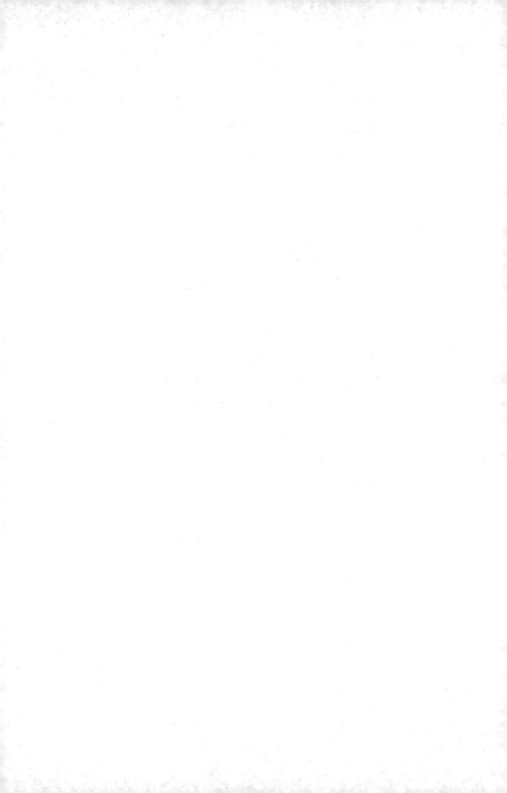

上篇

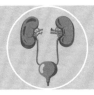

基础篇

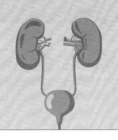

第一章
泌尿系统主要器官

有一部科普动画片叫《工作细胞》，里面将人体想象成一个世界，这个世界里有许许多多的细胞在勤奋工作，比如，与细菌战斗的白细胞、运送着氧气的红细胞，等等。由各种细胞或组织构成，能执行一定功能的特定形态结构就是器官。形象地说，泌尿系统就是一个排水系统，而泌尿系统的工作器官就是构成这个排水系统的重要组成部分。

一、肾脏

肾脏在哪里呢？

三个关键词：肌肉、肋骨、手掌。

伸出双手，摸摸后背，找到夹着脊柱的两条肌肉，再找到自己最下面的一根肋骨，肌肉边缘和肋骨交界的区域就是肾脏所在的位置。肾脏左右各有一个。

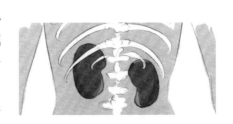

肾脏长什么样呢？肾

的外形像蚕豆,切开看,主要有 3 类结构:①肾小体,是处理器,负责过滤垃圾,产生尿液。②"管道",负责运输尿液。有些还自带分拣功能,一边运输,一边挑挑拣拣,如肾小管、集合管、乳头管、肾盏等。③肾盂,为"储存器",负责集中尿液。当尿液在肾小体产生后,顺着肾小管流入集合管、乳头管,再流入肾盏,就这样不停地汇集,再汇集,最终流入肾盂,暂时集中起来。尿液在肾盂稍做停留后,就会沿着输尿管离开肾脏流入膀胱。

肾脏不只是一个排尿器官,它还有很多不为人知的作用。概括而言,肾脏的功能主要有:

(1)排泄功能:肾是机体的"垃圾处理厂"。当血液经过肾的时候,肾就开始工作了,机体在新陈代谢过程中产生多种废物,许多废物通过肾脏随尿液排出体外。

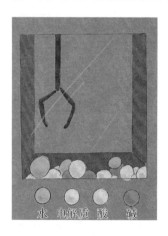

(2)维持稳态:肾脏能排出体内多余的水分,调节酸碱平衡,维持内环境的稳定。

(3)内分泌功能:肾脏能分泌多种激素,如促红细胞生成素,促进骨髓造血。还负责制造活性维生素 D_3,调节钙磷代谢。此外,还能分泌很多其他激素,这里就不一一列举了。

二、输尿管

输尿管上接肾盂,下连膀胱,是一对细长的管道,呈扁圆柱状,全长 20～30 cm,管径 0.5～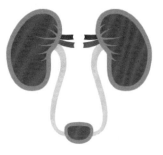
0.7 cm。输尿管的功能比较单一,
顾名思义就是输送尿液,即将肾脏
里的尿液运送到膀胱。输尿管有 3
处特别狭窄的地方,第一狭窄在肾
盂与输尿管移行处(输尿管起始
处);第二狭窄在跨越髂动脉入小骨盆处;第三狭窄在穿入膀胱
壁处。当肾结石随尿液下行时,容易嵌顿在输尿管的狭窄处,导
致输尿管绞痛和排尿障碍。很多患者因结石痛得死去活来,绝
大多数都是因为结石卡在输尿管狭窄处所致。

三、膀胱

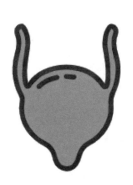
　　膀胱是储存尿液的器官,其形状、大小、位置和壁的厚度随
尿液充盈程度而异,空虚的膀胱呈三棱锥
体形,分尖、体、底和颈四部。通常成人的
膀胱容量为 350～500 mL,最大可达 800 mL,
女性膀胱容量一般较男性小。尿液超过
500 mL 时,可因膀胱壁张力过大而产生疼
痛。尿液储存至一定程度(400 mL 左右)
时,会刺激膀胱壁,尿意就自然产生了。

四、前列腺

　　前列腺是男性特有的器官,位于膀胱与尿生殖膈之间,包绕

尿道根部,其形状和大小均似稍扁的栗子。前列腺上端宽大,下端尖细,体的后面较平坦,贴近直肠,可经直肠指诊触及。青壮年男性的前列腺纵径3 cm,横径4 cm,前后径2 cm,重约20 g,前列腺体积随年龄增长而增长,儿童和老年阶段,其体积增长较快,而青年阶段,其增长处于相对静止。由于尿道根部从前列腺中间通过,因此当前列腺出现问题时,排尿就会受到影响。前列腺具有多项生理功能,最主要的有以下几方面:

(1)分泌前列腺液:乳白色、弱碱性,每天约2 mL,是精液的主要组成部分,在精子的生存、活动和受孕等功能中发挥重要作用;此外,前列腺液还具有杀菌作用。

(2)参与排尿、控尿:前列腺包绕在尿道外部,贴向膀胱颈部,参与控制、协调排尿。

(3)参与射精:尿道和射精管从前列腺组织内通过,射精时,前列腺及精囊腺的平滑肌收缩,挤压、协助精液排出。

五、尿道

尿道是从膀胱通向体外的管道。

男、女尿道有很大不同,男性尿道细长,长约18 cm,同时兼有排尿和排精功能。男性尿道在行程中粗细不一,且弯曲。女性尿道有短、直、宽的特点,且邻近阴道、肛门,易受到感染。

第二章
泌尿外科疾病常见症状

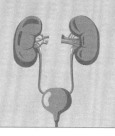

一、尿潴留，有尿意，但尿不出

什么是尿潴留？

膀胱是我们人体内储存尿液的器官，当膀胱内尿液满了的时候，就会让人产生尿意，从而让人将尿液排出体外。经常有患者因各种原因导致膀胱内充满尿液而不能排出，从而产生各种不适症状，即尿潴留。患者往往会感觉下腹部胀痛难忍，有时候虽然尿出来了一点，但不能缓解肚子的疼痛，个别患者甚至还会出现尿失禁现象。有时候还会出现明显的上尿路扩张、肾积水，甚至出现尿毒症症状，如全身衰弱、食欲减退、恶心呕吐、贫血、血清肌酐和尿素氮显著升高等。

要避免或减少尿潴留的发生，我们必须找到尿潴留的发生原因，并采取相应的预防和治疗措施。

尿潴留的分类及表现有哪些?

尿潴留可分为急性尿潴留和慢性尿潴留两类。

1. 急性尿潴留

起病急骤,膀胱内突然充满尿液且患者有强烈的排尿意愿,却突然完全不能排尿。此时患者十分痛苦,感觉膀胱就要爆炸

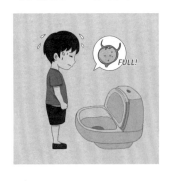

了。常需急诊处理,医生一般给患者插一根导尿管引流出膀胱里的尿液,然后再给患者检查,找出尿潴留的原因。

注意:此时尿液不能一次性完全放出,否则可能会产生不适症状,甚至引起晕厥。

2. 慢性尿潴留

不同于急性尿潴留,慢性尿潴留起病缓慢,病程较长,患者仍然能够通过逼尿肌收缩或腹肌加压排出部分尿液,多表现为尿频,尿不尽,有时有尿失禁。在很多的情况下,相对于急性尿潴留,慢性尿潴留患者并不清楚他们的健康有问题,通常是由诊断性检查而发现。且由于疾病的长期存在和患者的适应,其症状反而不重。但长时间的尿潴留,患者可能会有明显的输尿管扩张、肾积水,甚至出现尿毒症症状,如身体虚弱、贫血、呼吸有尿臭味、食欲缺乏、恶心呕吐、贫血、血清肌酐和尿素氮升高等。

为什么会发生尿潴留?

尿潴留到底是怎么产生的呢? 尿潴留根据病因可分为阻塞

性尿潴留和非阻塞性尿潴留。阻塞性尿潴留是由于前列腺增生、尿道狭窄、膀胱或尿道结石、肿瘤等疾病阻塞了膀胱颈或尿道而发生尿潴留。非阻塞性尿潴留即膀胱和尿道并无器质性病变,尿潴留是由排尿功能障碍引起的。如脑肿瘤、脑外伤、脊髓肿瘤、脊髓损伤、周围神经疾病以及手术和麻醉等均可引起尿潴留。此外,部分药物如阿托品、溴丙胺太林、东莨菪碱等偶尔也引起尿潴留。

得了尿潴留怎么办?

一般急性尿潴留通常需要给予导尿处理,通俗来讲就是从尿道插一根管子,借助管子的引流作用,将潴留的尿液引流出来。另外,也可以尝试应用热水袋在膀胱区热敷,有可能把痉挛的尿道括约肌舒展开,尿液就可以排出了。

慢性尿潴留以及急性尿潴留患者解除紧急情况后,需要积极寻找导致尿潴留的原因,再从病因上给予处理。例如,前列腺增生患者可以口服药物治疗,如坦索罗辛,也可以给予手术治疗;前列腺肿瘤患者通常采用手术治疗;膀胱结石患者可以采用手术治疗。

哪些人容易得尿潴留?

其实,很多人都容易得尿潴留。从广义上讲,当一个人处于手术麻醉状态或是昏迷、休克的状态时,其排尿功能会暂时性丧失,会产生临时性的尿潴留;而狭义上的尿潴留分为以下几种情况:

(1)老年男性:老年男性常常因前列腺增生和逼尿肌力量不足患上尿潴留。

（2）妊娠期女性：由于增大的子宫压迫尿道，容易发生尿潴留；刚刚生产后的女性由于盆腔内压力突然下降，加上生产过程消耗了大量体力，容易患上尿潴留。

（3）盆腔术后患者：肛肠手术、宫颈癌手术等盆腔手术后的患者，受到麻醉、术后疼痛、精神紧张等多方面因素的影响，容易发生尿潴留。

二、尿失禁，尿液不自主流出

什么是尿失禁？

尿失禁是指尿液不自主流出的现象。它可发生于各年龄段的人群，老年患者以及一些产后的女性发生率较高。根据对日常生活的影响程度，尿失禁可分为轻、中、重三度：①轻度，一般活动情况下无尿失禁，夜间无尿失禁，只有在腹压骤增时偶尔发生尿失禁；②中度，起立活动时，有频繁尿失禁；③重度，起立活动或卧床体位变化时即有尿失禁。尿失禁不仅影响患者的正常社交活动，而且患者因长时间垫尿不湿，容易使会阴部出现湿疹、皮炎甚至发生压疮、尿路感染等，严重影响患者的生活质量。

为什么会发生尿失禁？

引起尿失禁的原因有很多，主要有以下几种。

（1）中枢神经系统疾患：脑和脊髓的病变，如脑血管病变，脑萎缩，脑、脊髓肿瘤，侧索硬化症等引起的神经源性膀胱。

（2）手术：如前列腺切除术、膀胱颈部手术、直肠癌根治术、子宫颈癌根治术、腹主动脉瘤手术等,可损伤膀胱及括约肌的运动或感觉神经。

（3）尿潴留:前列腺增生、膀胱颈挛缩、尿道狭窄等可引起尿潴留。膀胱过度充盈,在无逼尿肌收缩的状态下,由于膀胱内压力增高而使膀胱内压力超过最大尿道阻力时,尿液不受控制地从尿道口溢出,叫作充溢性尿失禁,多见于慢性尿潴留。

（4）不稳定性膀胱:不稳定性膀胱是指膀胱肿瘤、结石、炎症、异物等引起膀胱易受激惹的状态,是急迫性尿失禁的一种。

（5）绝经后妇女:雌激素缺乏引起尿道壁和盆底肌肉张力减退。

（6）分娩损伤:子宫脱垂、膀胱膨出等可引起括约肌功能减弱。

不同类型的尿失禁临床表现有哪些不同?

前面提到引起尿失禁的原因有很多,因此尿失禁也有很多类型,一般可分为压力性尿失禁、急迫性尿失禁、充溢性尿失禁及功能性尿失禁。

（1）压力性尿失禁:压力性尿失禁最为常见,是指在用力咳嗽、大笑、打喷嚏、提重物等腹内压骤然增加时出现尿液不自主溢出的现象。

（2）急迫性尿失禁:急迫性尿失禁是由急性膀胱炎、尿道炎等疾病引起的,突然产生的一种强烈的

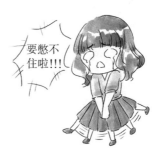

要憋不住啦!!!!

排尿感觉,来不及上厕所就出现的不自主地漏尿,难以控制。患者常伴有十分严重的尿频、尿急症状。

（3）充溢性尿失禁:充溢性尿失禁主要是因为下尿路存在较为严重的机械性或是功能性梗阻而引发的尿潴留,然后发生的尿失禁。通常这类患者的膀胱呈膨胀充盈状态。

（4）功能性尿失禁:患者能感觉到膀胱充盈,只是由于身体运动、精神状态及环境等方面的原因,忍不住或有意地排尿。

为什么女性容易出现压力性尿失禁?

女性由于拥有特殊的解剖结构和生理功能,是尿失禁的易患群体。女性尿道短而直,而且女性由于受分娩、剖宫产及盆腔手术等的影响,会对女性盆底支持结构造成慢性损伤,导致膀胱肌肉松弛、肌张力减退、肌纤维受损及神经受损而增加患尿失禁的风险。此外,成年女性年龄越大其发生尿失禁的风险也越大,这与年龄增大、激素水平下降、盆底筋膜肌肉组织变薄、增加膀胱膨出风险、膀胱与尿道间的原有角度消失及尿道内括约肌闭合不全有关。

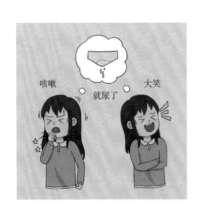

据统计,中国女性尿失禁的发生率达 $18.5\%\sim57.5\%$。当女性在做打喷嚏、咳嗽或大笑等引起腹内压增高的行为时,尿液自尿道口会不自觉漏出。成年女性每 3 人中会有 1 人出现不同程度的尿失禁,由于很多女性对于轻度尿失禁并未引起足够重视而未就诊,导致临床统计的成年女性发病率偏低。我国 2017 年出版的《女性压力性尿失禁诊断和治疗指南(2017)》中对我国成年女性压力性尿失禁的发病率调查为 18.9%,尤其在 50～59 岁年龄段,压力性尿失禁的发病率为 28.0%。

尿失禁严重影响了女性的社交和生活,甚至使很多患者不愿出门。女性外阴周围如果长时间浸泡在尿渍里会发生湿疹,或伴有尿液的骚味,这使得尿失禁被称为女性"社交癌"。因此,当你发生尿失禁相关症状时要正确认识它,它是一种疾病,不是一件令人羞耻的事。也许你身边很多的人都有如此的困扰亟待解决,你所在的群体并不是一个孤独的群体,这个疾病也并不可怕,它是可防可治性疾病。

治疗压力性尿失禁的方法有哪些?

对于初发尿失禁及症状轻微的女性群体,尤其是产褥期女性,需普及尿失禁相关知识信息,并给予足够重视,一般以保守管理为主,包括行为改变、生活方式改变、盆底肌肉训练和膀胱训练以及机械设备的使用。如果保守治疗的效果不理想,可以选择手术治疗。

1. 生活与行为方式的改变

生活与行为方式的改变包括减轻体重、戒烟酒、减少浓茶摄入、避免重体力劳动和增加腹压的体育运动等,这些方法对于压力性尿失禁患者的病情有一定的缓解作用。

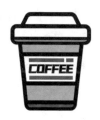

2. 凯格尔盆底肌运动

凯格尔盆底肌运动是目前最重要的保守治疗方案之一,但其疗效取决于长期、规律且有效的训练，方能达到良好的效果。

（1）首先找到你的盆底肌肉：当你小便时紧缩尿道憋住小便，你憋住的就是骨盆底肌肉，放松后尿液将正常流出。

（2）做盆底肌训练时保证膀胱处于排空状态，训练时若膀胱充盈可能会出现疼痛及泄露的问题，会影响效果。

（3）专注于你的盆底肌肉，找到舒适体位开始训练：训练时呼吸匀称，不要屏气，放松全身肌肉，集中注意力有利于更好的锻炼。

（4）收缩骨盆底肌肉 2～5 秒，放松 5～10 秒，重复 10～15 次为一组，一天做 3～4 组。

（5）让盆底肌训练成为你的日常生活，随时随地都可进行，以达到长远效果。

3. 膀胱训练

患者在每次如厕时站立不动，并收缩盆底肌至紧迫感消失后放松，逐渐延长排尿时间，以增加膀胱容量，减少排尿次数，直至排尿间隔延长至 2～3 小时。

4. 手术治疗

大部分压力性尿失禁患者能够通过手术方式解决问题。目前公认的手术治疗的主要适应证包括：①非手术治疗效果不佳或不能坚持、不能耐受、预期效果不佳的患者；②中重度压力性尿失禁，严重影响生活质量的患者；③生活质量要求较高的患者。

目前我国较常用手术方式包括：无张力阴道吊带（tensionfree vaginal tape，TVT）、由内向外经闭孔无张力悬吊术（tension-free vaginal tape obturator，TVT－O）和由外向内经闭孔无张力悬吊术（transobturatorsuburethral tape，TOT）。这些手术方法技术简单、快速和安全，近期有效率为 84%～90%。术后留置尿管，拔除后无异常即可出院。

如何预防尿失禁？

（1）保持良好的心态：要有乐观、豁达的心情，以积极、平和的心态，学会自己调节情绪。

（2）防止尿道感染：养成大、小便后由前往后擦手纸或冲洗的习惯，避免尿道口感染。性生活前，用温开水洗净外阴，性交后女方立即排空尿液，并清洗外阴。

（3）有规律的性生活：研究证明，绝经后的妇女继续保持有规律的性生活，能明显延缓卵巢合成雌激素功能的生理性退变，降低压力性尿失禁发生率，同时可防止其他老年性疾病，提高健康水平。

（4）加强体育锻炼，积极治疗各种慢性疾病。

（5）合理饮食：饮食要清淡，多食富含纤维素的食物，防止因便秘而引起的腹压增高。

三、肾积水，尿路梗阻，水留在肾脏里面

什么是肾积水？

正常人的肾脏过滤产生尿液，通过输尿管输送到膀胱，当膀胱存储到一定程度，有了尿意，通过尿道排出体外。肾积水就是排出的管道因为某种原因堵塞，使水留在

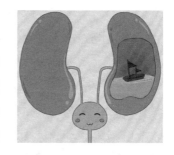

肾脏里面形成肾积水。

肾积水的诱发因素有哪些?

肾积水的病因有许多,主要包括:①先天性梗阻,如输尿管先天性狭窄、扭曲、粘连等;②后天性获得性梗阻,其中主要原因有外伤后或结石引起的输尿管瘢痕狭窄、肾盂与输尿管的息肉、肿瘤以及炎症、异位肾脏现象引起的梗阻;③外来病因造成的梗阻现象,如女性生殖系统病变、腹腔盆腔手术史、放疗史、腹腔盆腔肿瘤压迫等。④下尿路疾病造成的梗阻,如肿瘤、结石、尿道狭窄、前列腺增生现象可导致人体上尿路发生排空困难症状,进而造成梗阻现象,形成肾积水。

肾积水的临床表现有哪些?

肾积水的临床表现主要有以下几点:

(1)腰部疼痛:腰部疼痛是肾积水患者最常见的症状。

(2)血尿:上尿路梗阻引起血尿并不常见,但是如果继发结石或感染,则在肾绞痛的同时也会出现血尿。

(3)水肿:由于尿液积聚在肾脏排出受阻,患者通常会出现颜面水肿,尤其是眼睑水肿较为明显,也可见下肢水肿。

(4)消化道症状:可出现腹痛、腹胀、恶心、呕吐等症状,大量饮水后症状会加重。

(5)腰、腹部肿块:腰、腹部肿块较为少见,肿块初起于肋缘下,逐渐向侧腹部及腰部延伸。

（6）并发相关症状：肾积水并发感染时，可表现为急性肾盂肾炎，出现寒战、高热等。

此外，如果梗阻长时间得不到缓解，最终会导致肾功能减退甚至衰竭。

肾积水应如何治疗？

肾积水的治疗主要是根据梗阻病因、发病缓急、梗阻严重程度、有无并发症以及肾功能损害情况等综合考虑来确定。由于引起肾积水的原因是多样的，所以肾积水一般不能通过药物治愈。应针对不同的病因处理，绝大多数患者需手术治疗。争取时间解除梗阻，恢复肾功能是治疗肾积水的关键。

急性完全性梗阻积水应尽快手术，梗阻超过 24 小时将致肾单位损坏；梗阻 10 天肾功能下降 30％；梗阻 30～40 天肾功能损害难以恢复。慢性梗阻致肾积水也是越早解除越好，越早解除积水，受损的肾功能就越少，肾功能恢复或改善的可能性也越大。肾积水如果不积极进行手术治疗，很可能导致肾衰竭。如果双侧都有积水，甚至可能最终演变成尿毒症。

肾积水造成的身体危害不容小觑，建议大家提高对肾积水的重视，及时治疗泌尿系结石、尿路感染等泌尿系统疾病，以免造成更为危险的后果。同时，最好定期进行泌尿系彩超检查，如发现梗阻性积水应及时就医治疗。

四、血尿，尿液里面有血

什么是血尿？

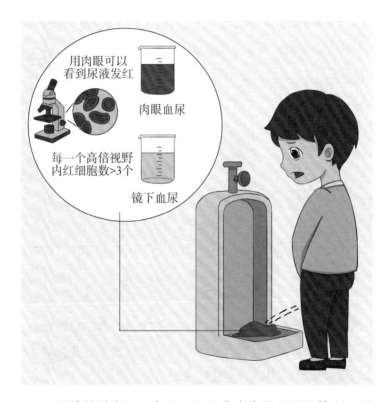

用肉眼可以看到尿液发红

肉眼血尿

每一个高倍视野内红细胞数>3个

镜下血尿

　　血尿就是尿液里面有血。血尿分为肉眼血尿和镜下血尿。每升尿液中含血量超过 1 mL，即可出现淡红色，称为肉眼血尿；若外观变化不明显，尿沉渣镜检每高倍视野红细胞数平均大于3个，称为镜下血尿。血尿颜色的深浅主要由尿液中所含红细胞的数量决定。根据血量多少的不同,尿液可呈鲜红色、洗肉水样、淡红色及酱油色样等,出血严重时尿中甚至带有血凝块。值得注意的是,每升尿液中含有超过 1 ml 血液就能通过肉眼观察到。

血尿的病因有哪些?

人体的尿液由肾脏产生,途经肾盂、输尿管、膀胱、尿道排出体外,其中任何一个器官出现问题,都会引起血尿,因此大多数血尿原因都与泌尿外科疾病有关,但也有部分血尿与内科疾病相关。

1. 可能引起血尿或出现红色尿液的原因

(1)尿路感染:尤其是膀胱感染是血尿最常见的原因,多伴有尿频、尿急、尿痛。

(2)结石:肉眼血尿伴腰痛或肾绞痛是泌尿系结石的典型表现。

(3)肿瘤:泌尿系统肿瘤如膀胱癌、肾癌、肾盂输尿管癌表现为无痛性血尿。

(4)前列腺增生:良性前列腺增生也是血尿的常见原因。

(5)非泌尿外科疾病:急、慢性肾小球肾炎,血液病(如白血病、再生障碍性贫血、血友病等),全身免疫性疾病(如系统性红斑狼疮、类风湿关节炎等)也会引起血尿。

(6)运动性血尿:患者平时活动量少,突然大量剧烈运动后引起横纹肌溶解症可出现运动性血尿。

(7)服用抗凝和抗血小板药物:服用阿司匹林、硫酸氢氯吡格雷或华法林等抗凝、抗血小板药物后也可能出现血尿。

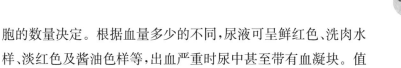

2. 根据血尿出现的时间确定病因

根据血尿在排尿过程中出现的先后情况,可初步判断出血部位。

(1)起始血尿:是指开始排尿时出现血尿,后面尿液颜色正常,多提示病变在前尿道。

(2)终末血尿:多为排尿最后出现血尿,提示出血部位在膀胱颈部或前列腺。

(3)全程血尿:是指整个排尿过程中尿液均为血色,则考虑血尿来自肾脏或输尿管。

(4)尿道溢血:指不排尿时有血从尿道口不自主溢出,说明病变多在尿道括约肌以下。

3. 血尿有真假之分

血尿也有真假之分,假性血尿并非尿液自己变红,而是被某些药物或者食物"染"上了红色。如常见的水果火龙果、药物利福平、磺胺类等,都是假性血尿的"染色剂"。可以通过尿常规检查区分真假血尿。

真性血尿又分为"有痛"和"无痛"两种。"有痛"的血尿可能是由于泌尿生殖系统出现炎症或结石;而"无痛"血尿可能是泌尿生殖系统其他部位的癌变,如膀胱癌、肾盂癌、输尿管癌和晚期肾癌等,应该去泌尿外科排查。

就诊时应如何清楚表达自己的症状?

如果向医生表达自己的症状,可以采用以下 6 个方面的信息来进行比较全面的表达。

(1)症状特点:尿液的颜色,可以用淡红色、洗肉水色、鲜红色、暗红色或酱油色等形容；排尿过程中，是全程都有血尿，是开始有血尿而后消失，还是开始无血尿而后出现血尿。

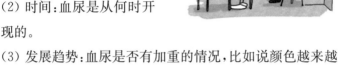

（2）时间：血尿是从何时开始出现的。

（3）发展趋势：血尿是否有加重的情况，比如说颜色越来越深、伴随症状增多或加重。

（4）诱因：近1个月内是否有上呼吸道、上消化道感染史。

（5）性质：尿液透明度如何，是否混浊，静置后是否有沉淀，是否像牛奶一样呈乳糜状。

（6）伴随症状：是否伴随腰腹部疼痛、尿频、尿急、尿痛、尿流变细、尿流中断、排尿困难、发热、水肿、高血压、皮肤黏膜及其他部位出血。

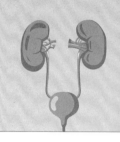

第三章
泌尿外科常见检查

一、空腹检查,你真的了解吗

什么是空腹抽血

现在不管是体检还是住院都离不开抽血检查。无论是医生对于病情判断还是健康检测,很多情况下都是要靠血液分析来确定的。因此,抽血是体检或住院的重要环节之一。由于进食后血液中许多化学成分可发生改变,而人在晨间运动较少,且受进食、劳动、运动等诸多因素的影响较小;因此,医生通常建议早上空腹抽血。此

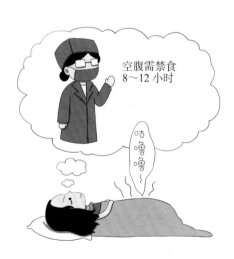

空腹需禁食8~12小时

外，许多抽血化验项目的正常参考值也来源于正常人群空腹抽血的结果。2020 年国家卫生健康委员会发布的《静脉血液标本采集指南》指出，空腹采血宜安排在上午 7:00～9:00，要求至少禁食 8 小时，以 12～14 小时为宜，但不建议超过 16 小时。

抽血一定要空腹吗?

一般情况下，如果有空腹条件的话，最好是空腹，但也不是所有的抽血都需要空腹，临床上，一般要求必须空腹抽血的检查项目包括糖尿病筛查、肝肾功能、电解质、血脂、肿瘤标志物、激素水平等。

空腹抽血可以喝水吗?

其实医生要求的禁水并不是一口水也不喝，适度饮水不会影响检验结果，只要将饮水量控制在 100 mL 以内，缓解口干状态即可。注意:这里的饮水指的是白开水，接受空腹抽血者禁止饮用饮料、浓茶、咖啡等饮品，即使少量饮用，也会增加化验结果失准的风险。

空腹抽血的注意事项有哪些?

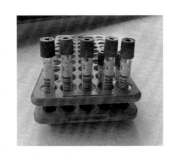

（1）抽血前的晚上应睡眠充足，早晨不宜做剧烈的运动。

（2）抽血前不宜太过劳累或受冷、热剧烈刺激。

（3）抽血当天，不要穿袖口过

紧过小的衣服。若穿着较多,最好脱去外衣和厚毛衣再抽血。

（4）要放松心情,恐惧会造成血管的收缩,增加采血的难度。

（5）有晕血史者最好提前告知抽血护士,抽血时可随身带些糖果、巧克力。抽血后出现晕血症状如头晕、眼花、乏力等时可饮少量糖水或食用糖果,条件允许的话立即平卧,待症状缓解后再进行其他检查。

（6）抽血后,即刻松开拳头,并在针孔处进行局部按压,持续3～5分钟,同时放松上捋的衣袖,以帮助止血。切勿揉搓穿刺部位,以免造成局部淤血,出现"青紫",也不要触摸穿刺点,以免感染。

（7）淤血可用热毛巾湿敷。若局部出现淤血,抽血24小时后用温热毛巾湿敷,以促进局部血液循环,促进淤血消散。一般皮下淤血会被身体慢慢吸收,时间大约需要2周。

除空腹抽血外,还有哪些检查需要空腹?

需要空腹的检查包括:①增强CT。②肝、胆、胰、脾等腹部B超,肾动脉B超。③增强磁共振。④胃肠镜:胃镜一般只需空腹,肠镜还需要口服泻药。⑤幽门螺杆菌呼气试验需要空腹。

空腹检查时能吃药吗?

如果患者没有特殊疾病一般在空腹检查时,不能服用药物,以免影响检查结果。如果特别严重的高血压患者,在做空腹检查时可以用少量水将药物送服,一般少量水服药不会影响化验结果,如果贸然停药可能会引起患者出现血压骤升的情况,可能会影响患者的身体健康。患者在检查前能否服药需要遵医嘱,不可以盲目私自停药,以免影响患者身体健康。

二、尿流动力学检查,判断膀胱功能的"神器"

为什么要做尿流动力学检查?

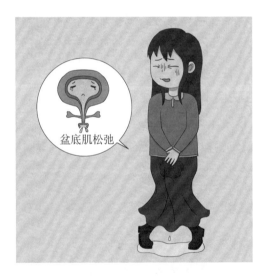

盆底肌松弛

排尿涉及多个相关神经和肌肉的复杂过程。排尿过程中的任何一个或几个环节受到生理或病理的影响,不能正确地互相配合就会造成各种各样的排尿障碍,排尿障碍不仅仅是尿道梗阻的问题,还应该包括膀胱功能、尿道功能等多方面因素,不同原因引起的排尿障碍,治疗方式是不一样的。例如,女性漏尿可能是由于盆底肌肉松弛所引起的压力性尿失禁,同样也可以是膀胱过度活动所引起的急迫性尿失禁,如果都施以手术,前者的症状可以得到很大改善,而后者就不同了。过去,医生只能根据患者症状、体征或形态学进行诊断,没有一个客观的诊断标准,治疗针对性也不强。而现在通过尿流动力学检查能客观、准确地判断下尿路疾病的原因。

什么是尿流动力学?

尿流动力学是研究尿路输送、贮存、排出尿液功能的新学科。它是借助流体力学和电生理学方法,检测尿路压力、尿流率和生理电活动,以了解尿路输送、存储、排出尿液的功能和机制以及排尿障碍性疾病。常用的尿流动力学技术主要包括尿流率测定、各种压力测定、肌电图测定、动态放射学观察等。尿流动力学分为上尿路尿流动力学和下尿路尿流动力学。前者主要研究肾盏、肾盂及输尿管内尿液的输送过程;后者则主要研究膀胱、尿道贮存及排出尿液的过程。

尿流动力学检查如何操作?

1. 自然尿流率

自然尿流率是尿流动力学检查其中的一项,可真实地反映患者自然排尿的过程。自然尿流率就是在排尿的时候,在机器上进行正常解小便,观察整个排尿流量和流速的检查。该检查为无创检查,比较简单。

2. 压力/流率检查

压力/流率检查相对较为复杂,通常需要进行膀胱和直肠测压。将测压导管放至尿道,另外一个测压导管放至直肠,然后使患者采取静息状态，逐渐往膀胱内灌注盐水，使膀胱逐渐充盈。观察患者出现憋尿感的时间，憋尿胀满之后让患者进行排尿动作，以此来检测膀胱内压力变化。在此检查过程中，患者要尽量放松配合检查，同时，尽量不要大声说话以改变压力的数值，应如实地还原自然的排尿情况。

什么情况下需要做尿流动力学检查？

最需要做尿流动力学检查的是下尿路功能紊乱：尿路梗阻性疾病（如前列腺增生症）、神经源性排尿功能异常、尿失禁以及遗尿症等。患者若出现以下症状，则可能需要进行尿流动力学检查。

（1）排尿困难、淋漓不尽、尿等待、夜尿多。

（2）尿频以致影响日常生活。

（3）常常尿急，甚至因而漏尿。

（4）运动、咳嗽或搬重物时漏尿。

（5）接受过脊髓、骨盆手术，排尿情况变差。

（6）尿失禁合并记忆力减退、行动困难。

（7）脑出血、脑梗死或脑外伤后，无法排尿或控尿。

（8）脊髓病变患者，包括外伤、肿瘤及先天畸形等。

尿流动力学检查有哪些注意事项？

（1）排尿日记：为了进行高质量的尿流率测定，在预约检查时，患者需要记录至少 2 天的排尿日记，日记内容包括。①每次排尿的时间；②相关症状与事件（如尿急、尿失禁等）；③每次排尿的量，由此可以获得典型的尿量或膀胱容量，为尿流率测定中的尿量提供参考标准;④日间与夜间的排尿次数;⑤日间与夜间的饮水次数与饮水量;⑥若有尿失禁或遗尿者,还要记录尿液丢失的数量。

(2)检查前应充分饮水,保证膀胱内有足够的尿量或有较强的尿意。

(3)尿流率检查时患者采取平时习惯的排尿体位和方式,避免外界或其他因素的干扰。

(4)检查过程中应保持安静、放松,减少咳嗽、说话、屏气等增加腹压的动作及减少肛门、会阴部肌肉的收缩,同时应与检查医师密切配合。

(5)发生急性尿潴留者留置导尿管1周内及尿道内器械检查或操作后3天内不宜做此项检查,检查前应停用影响逼尿肌、肛门括约肌功能的药物2~4天,以免影响检查的准确性。

(6)月经期、急性尿路感染、心肺功能极差及其他相关疾病未能稳定控制前不宜做此项检查。

(7)行尿流动力学联合检查者,检查前数日停用对膀胱功能有影响的药物。检查前1天可口服抗生素,预防下尿路感染。

(8)检查当日晨应排空大便,以免由于腹压增加而影响检测结果。检查前排空小便。

(9)膀胱感觉是判断充盈期膀胱功能的重要指标。患者在检查中将各种感觉准确、及时地告知检查者,以便在曲线图上准确做好标记,以判断膀胱储尿期及排尿期功能。

(10)检查完毕后可有尿道内不适、疼痛、轻微血尿等症状,应多饮水,达到冲洗尿道和预防感染的目的。若血尿加重或出现感染，应及时就诊。

三、膀胱镜，泌尿外科的"眼睛"

什么是膀胱镜？

说到膀胱镜，大家可能比较陌生，但说到胃镜、肠镜，想必大家都知道。其实，膀胱镜和胃镜、肠镜相似，也是内镜的一种。膀胱镜是一种可以通过自身的光学纤维束将膀胱的内部情况传送到电脑显示屏上，帮助医生看病的仪器。同时，膀胱镜还具有"放大镜"的神奇功效，可将膀胱内的结构放大 5 倍以上，小的病变也能在它的"火眼金睛"下看得一清二楚。

膀胱镜检查就是在局部麻醉的情况下，医生通过尿道将膀胱镜置入膀胱，镜子有硬的也有软的，放镜子去勘查膀胱里面是什么原因出现的血尿，或膀胱里面肿瘤是什么性质、长在哪个部位、来源哪里，这些都可以通过膀胱镜进行诊断。

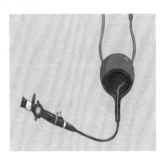

为什么要做膀胱镜检查？

（1）如果患者尿频、尿痛、尿血，或者排尿一半时突然停止（排尿中断）等，医生就可能会给患者做膀胱镜检查，看看有没有患病，比如膀胱炎症、膀胱肿瘤或膀胱结石等。

（2）在膀胱镜下可完成一些简单的操作。例如,膀胱和尿道里面有小的异物,可用膀胱镜专用的小夹子把它夹出来;输尿管结石患者,可以在膀胱镜的帮助下,放置双 J 管(输尿管支架)帮助引流积水。

（3）泌尿外科结石目前主要的治疗方式为输尿管镜、经皮肾镜碎石取石术,术后都会留置双 J 管(输尿管支架)1～2 周,以防止输尿管狭窄,而在 2 周后,患者需去医院在膀胱镜下拔除双 J 管(输尿管支架)。

如何进行膀胱镜检查?

（1）在膀胱镜检查前患者要使用清水将生殖器及会阴部位清洗洁净并排空膀胱。注意:膀胱镜检查与胃镜肠镜检查不同,并不需要空腹。

（2）检查时,患者需将下半身的衣服脱去,然后仰卧在检查台上并分开双腿(取膀胱截石位)。待患者准备好后,医生会将液状或胶状的局麻药注入尿道后进行检查,根据情况注入生理盐水。通常操作时间在 5～10 分钟。

膀胱镜检查痛不痛?

膀胱镜检查是否难受分人群,因为膀胱镜检查需要把一个镜子通过尿道插入膀胱,所以检查过程中会有一定的创伤性。但是对大多数女性来说,这个难受程度是完全可以接受的。但是对于部分男性患者,特别是对前列腺增生的患者来说,检查确实有一定痛苦,这时候可以选择软性膀胱镜。

膀胱镜检查报告多久能出来？

一般情况，在检查完就可以拿到检查报告了，当然根据医院不同，也会有一定的区别，但如果在膀胱镜检查时夹取了组织，可能需要等病理检查结果，这一般需要 7 个工作日。

哪些情况不能做膀胱镜检查？

（1）尿道、膀胱处于急性炎症期不宜进行检查，因可导致炎症扩散，且膀胱的急性炎症充血，还可使病变分辨不清。

（2）膀胱容量过小（60 mL 以下）者，说明病变严重，患者多不能耐受这一检查，也容易导致膀胱破裂。

（3）因包茎、尿道狭窄、尿道内结石嵌顿等无法插入膀胱镜者。

（4）因骨关节畸形不能采取截石体位者。

（5）妇女月经期或妊娠 3 个月以上者。

（6）肾功能严重减退且有尿毒症征象、高血压且心脏功能不佳者。

做完膀胱镜检查后有哪些注意事项？

（1）检查后，患者的尿道可能酸痛，并可能在 48 小时内有不适，且尿液会有血色，通常 1 天内消失。

（2）多饮水，可减轻疼痛和血尿。

（3）如果疼痛持续、出现发热或血尿，要及时通知医生或到急诊就诊。

四、前列腺穿刺，前列腺癌确认"金标准"

什么是前列腺穿刺？

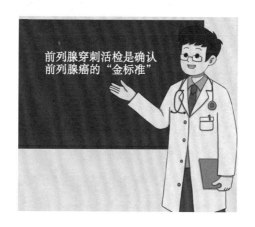

前列腺穿刺活检是确认
前列腺癌的"金标准"

前列腺穿刺又称前列腺穿刺活检术，它不是手术，而是一项检查手段，是在影像学设备引导下（主要在超声引导下），经直肠或会阴部穿刺前列腺取得前列腺组织进行病理学诊断的方法。主要适用于前列腺癌的诊断。当直肠指诊发现前列腺可疑硬结时，或者前列腺特异性抗原异常时，就需要在 B 超引导下行前列腺穿刺活检，以便早期诊断前列腺癌。

前列腺穿刺如何操作？

前列腺穿刺分为经直肠穿刺和经会阴穿刺两种。经直肠穿刺者，患者取左侧卧位，经会阴穿刺者，患者取截石位，医生通过超声引导将穿刺针（通过直肠或会阴）置入前列腺内部进行多点取样(一般取标本 10 针或 12 针)。如果超声能够看到某些局灶,还要针对病变灶行靶向性的穿刺。穿刺结束后再将穿刺的前列腺组织送到病理科做病理检查,以确诊是否是前列腺癌。操作时间大约 20 分钟。

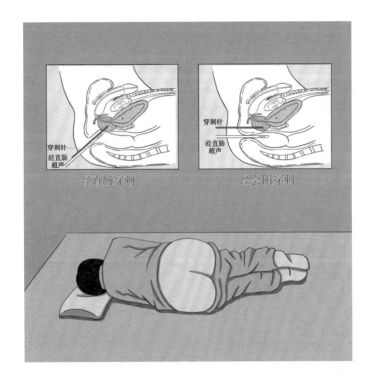

前列腺穿刺前如何做好个人准备?

(1)穿刺前患者要检查血常规和凝血功能,了解近期是否出现全身感染以及尿路感染,判断凝血功能是否正常。

(2)对血压、血糖、体温、心脏等进行检查,判断患者是否有穿刺禁忌证。

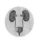

（3）经直肠前列腺穿刺患者还需要提前 3 天口服抗生素以预防感染，同时患者还需将大便排空，以免排泄物影响穿刺。

（4）穿刺前患者不需要空腹。

前列腺穿刺报告多久能出来？

前列腺组织病理检查时需要固定、切片、染色以及显微镜下观察等步骤，一般需要 5～7 天才能出结果。对于部分前列腺组织鉴别困难的，则需要加做免疫组化，即利用抗原与抗体结合的方式对组织中的抗原进行定位，可以鉴别肿瘤细胞，这种情况则需要 10 天左右才能出结果。

前列腺穿刺后有哪些注意事项？

1. 观察排尿

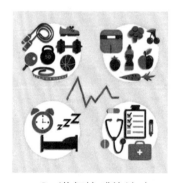

由于前列腺穿刺后会引起轻度出血，在初期时会出现肉眼血尿、排尿疼痛等症状，通常属于正常现象，能够自行改善。若长时间存在血尿、排尿疼痛等症状，应做进一步检查，明确原因，及时进行治疗。

2. 进行抗感染治疗

在穿刺以后，应当合理应用抗感染药物进行治疗，如遵医嘱使用左氧氟沙星、盐酸环丙沙星等，防止穿刺部位出现感染。

3. 调整生活习惯

在穿刺后要调整生活习惯，避免剧烈运动，避免久坐、久站等,恢复期间禁止性生活,每天合理休息,保证充足睡眠。还需要注意生理卫生,保持局部清洁,勤换内裤。

4. 合理饮食

前列腺穿刺后应当调整日常饮食,以清淡饮食为主,多食用粗粮和新鲜的蔬菜、水果,保持大便通畅,防止出现便秘。尽量避免食用寒凉以及油腻的食物,禁烟禁酒。

五、静脉肾盂造影,带你"肾"临其境

什么是静脉肾盂造影?

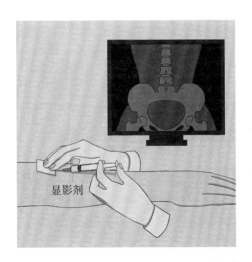

显影剂

静脉肾盂造影又称排泄性尿路造影,是由静脉注入含碘造影剂,然后含有造影剂的尿再通过肾脏排泄、肾小球滤过、肾小管浓缩、肾集合管排出的过程,使肾盏、肾盂、输尿管及膀胱、尿道显影的一种造影检查。其操作简便易行,诊断价值高,目前为

泌尿系统检查中应用最广泛的一种造影方法。

哪些人需要做静脉肾盂造影?

(1) 患有泌尿系肿瘤、结石、结核、梗阻、畸形和排尿困难等患者。

(2) 置入膀胱镜或逆行插管有困难者。

(3) 原因不明的血尿。

哪些人不适宜做静脉肾盂造影?

(1) 对碘过敏的患者。

(2) 肝功能严重受损者。

(3) 患严重心血管疾病者。

(4) 肾衰竭者:造影剂可以对肾脏产生毒性作用,导致肾功能恶化。

(5) 孕妇。

静脉肾盂造影检查有哪些注意事项?

(1) 在造影前 2～3 天不吃易产气和多渣的食物,检查前需要禁食、禁水 12 小时。造影前排尿,使膀胱空虚。

(2) 检查时受检者仰卧、双下肢伸直,身体的正中矢状面垂直于台面,两臂置于体侧,然后将造影剂注入手臂的静脉中。

(3) 肾脏可以过滤血液中的造影剂,然后进入泌尿系统。在接下来的约 30 分钟内拍摄一系列 X 线片,以获得造影剂流经肾脏和体外时的照片。在检查过程中,可以对腹部施加压力以使图像更清晰。做完检查后,必须在候诊室休息 20 分钟,观

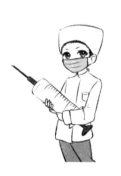

察无不良反应后方可离开，并大量饮水，以促进造影剂的排泄。

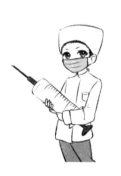

六、核医学检查，不必谈"核"色变

什么是核医学？

一个化学元素在元素周期表中占据一个小格子，这些元素大多数都有自己的"孪生兄弟"，互称同位素，它们化学性质一样，物理性质却不同，其中有一些活泼的同位素，它们会发射出各种射线，如 γ 射线、β 射线等，称之为放射性同位素或放射性核素。而核医学正是利用核素及其标志物进行临床诊断、疾病治疗及生物医学研究的学科。

核医学能做哪些诊断与治疗？

核医学包括诊断核医学与治疗核医学。诊断核医学中包括正电子发射计算机体层成像（PET - CT）、单光子发射计算机体层成像（SPECT - CT）和体外血清检验分析，以及全身骨扫描、心肌灌注显像、脑灌注显像、肾动态显像、甲状腺显像、心功能显像、亲肿瘤显像、肺灌注显像等。核医学能了解心脏、肾脏、肝脏、胆囊、甲状腺等主要脏器的功能；能了解心肌、脑、肺等脏器的血流灌注；能了解和判定肿瘤的存在以及淋巴转移和骨转移等一切有关脏器与组织的功能、血流和代谢情况。除了检查，核医学也可应用于治疗甲状腺功能亢进、甲状腺癌、转移性骨痛等。

核医学与放射影像、超声检查有什么区别？

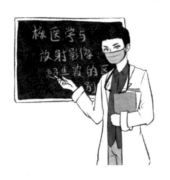

核医学诊断成像技术与超声成像、X线CT(X-CT)技术、磁共振成像(MRI)技术共同构成当今医学诊断的四大影像技术，但核医学诊断成像技术有异于其他三种，超声、X-CT、MRI所获得的影像均为解剖结构影像，核医学是将标有放射性核素的药物引入人体后，通过探测人体内放射性核素分布情况，分析脏器功能和代谢状况来诊断疾病。这种检查方法有非常显著的优点。其不仅可以显示脏器或病变的位置、形态、大小等解剖学结构，更重要的是可以同时提供相关脏器和病变部位的血流、功能、代谢和密度的信息，甚至是分子水平的化学信息，有助于疾病的早期诊断。

核医学检查前需要做哪些准备？

1. 检查前准备

（1）PET-CT：检查前应至少禁食4～6小时，排空小便。

（2）全身骨显像：检查当天不要穿着袖口紧小的衣物，以免影响药物注射。检查前需要排空小便，并取下身上的金属物品，若不能取下者（如义肢、起搏器等）应告知医师，供分析影像时参考。

（3）肾动态显像：检查当天可以进食早餐，检查前自备

500 mL 饮用水,以白开水或纯净水为宜,听从检查医师安排饮用,之后在候诊区等待 10～30 分钟。

2. 检查后注意事项

患者在注射核素后,由于身体会向周围散射出射线,故应尽量减少与孕妇、婴幼儿等敏感人群的接触时间,哺乳的患者应暂停母乳喂养(恢复哺乳时间随核素种类不同而有所不同),同时应尽量多喝水,通过勤排尿来促进核素排泄,降低自身辐射水平。

核医学影像检查安全吗?

核医学影像检查时所应用的放射性药物都严格控制了剂量,常规临床使用的放射性药物剂量小,半衰期短,符合我国《放射卫生防护基本标准》规定,可放心检查。

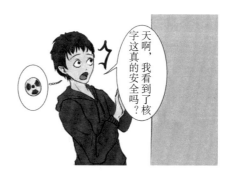

七、留置导尿,泌尿外科"定海神针"

什么是留置导尿?

泌尿外科约 90% 的患者在术后都会留置一根尿管,不仅便于对患者术后病情的观察,也利于手术切口的恢复。因此,导尿管也被称为泌尿外科大夫手中的"定海神针"。

留置导尿是导尿后将导尿管保留在膀胱内,持续引流尿液的方法。长期留置尿管的患者需要密切观察,适时更换导尿管。

留置尿管期间有哪些注意事项?

(1)保持导尿管通畅,翻身、活动时避免导管受压、打折和扭曲。

(2)患者在睡眠、意识不清时宜将手臂置于被子外侧,尿管及尿袋应远离手臂。

(3)非禁食禁水患者,根据病情应尽量多饮水,预防尿路感染,不宜过多饮用浓茶、咖啡。

(4)置管期间,患者会有想小便的感觉,这是由于尿管刺激所致,患者不必自行排尿。

(5)如导尿管发生梗阻,无法排出尿液,应马上请医生处理,切勿自行拔除导尿管,因为尿管前端的水囊直径大于尿管直径,强行拔出会损伤尿道。

(6)活动:允许下床活动时,可以尽量下床活动,导尿管不会轻易掉下来,滑出来。

(7)下床活动时,导尿管及尿袋应低于尿道口,尿袋最好在膝部位置,以防尿液倒流,引起尿路感染。集尿量约尿袋的 2/3时,应及时倒掉,倾倒尿液时勿使尿袋的出口处受到污染,尿袋也不可置于地上。

(8)如出现尿道口疼痛、尿液混浊、尿道口分泌物增加时及时通知医生,请医生给予处理。

(9)保持个人卫生,加强日常基础护理,穿宽松、透气性好的棉质裤子,保持皮肤及肛门周围干燥,以免局部受到细菌的侵袭并进入尿道。

拔除尿管后应注意什么？

（1）尿管拔除时会稍感疼痛，患者可以做适当深呼吸。

（2）尿管拔除后如无特殊情况，可多饮水，以便及时自行排尿。

（3）如患者在拔除尿管后排尿不畅、腹部胀痛，应尽快告知护士，以便判断是否需要再次置管。

下篇

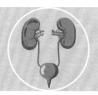

疾病篇

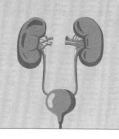

第四章
输尿管、尿道与膀胱疾病

一、尿道损伤怎么办

什么是尿道损伤？

尿液的排出离不开尿道，如果尿道发生了损伤，可能就不能正常地排尿。尿道损伤是指由于尿道受到内外暴力导致的尿道挫伤、破裂或断裂的状态。尿道损伤是泌尿科常见疾病，发生率约占全部泌尿系统损伤的 12%，其中以青壮年男性居多。

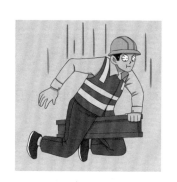

尿道损伤的病因有哪些？

1. 前尿道损伤

（1）钝性损伤：绝大多数的前尿道损伤是由跌落、撞击或交通意外导致的,其中以骑跨伤较为常见,高空跌落或骑车时正好撞击到会阴部均可能导致前尿道损伤。

(2)医源性损伤:各种经尿道的内镜使用均有可能导致不同程度的尿道损伤,留置气囊尿管甚至也可导致尿道损伤。

(3)开放性损伤:主要见于枪伤,其次是刺伤和截断伤。

(4)性交时损伤:主要见于性交时造成阴茎海绵体折断伤的患者。

(5)缺血性损伤:比较少见,多为截瘫患者长期使用阴茎夹控制小便,而引起的阴茎和前尿道的长时间压迫性缺血性损伤。

2. 后尿道损伤

(1)钝性损伤:以骨盆骨折引起的尿道损伤最为常见。发生原因包括交通事故、高空坠落、工业事故等。这类损伤中尿道的单独损伤很少,大多是因骨盆骨折和其他脏器的损伤而引起,因此骨盆骨折有尿道损伤时要注意有无其他脏器的损伤。

(2)医源性损伤:发生于尿道内器械操作或手术。

(3)穿通性损伤:见于枪伤或刀刺伤。

尿道损伤有哪些临床表现?

1. 尿道出血

受伤之后出血不难理解,但是出血的程度和尿道损伤的严重程度并不一致,如尿道黏膜挫伤或尿道壁小部分撕裂可伴发大量出血,而尿道完全断裂则可能仅有少量出血。

2. 疼痛

受伤局部可有疼痛及压痛。前尿道损伤者,排尿时疼痛加重并向阴茎头及会阴部放射,后尿道损伤疼痛可放射至肛门周围、耻骨后及下腹部。

3. 局部血肿

尿道骑跨伤可引起会阴部、阴囊处肿胀、瘀斑及蝶形血肿。

4. 排尿困难或尿潴留

排尿困难程度与尿道损伤程度有关。尿道轻度挫伤的患者可无排尿困难，仅仅表现为尿痛，尿道严重挫伤或破裂的患者由于局部水肿、疼痛，尿道括约肌痉挛及尿液外渗等则可表现为排尿困难或尿潴留。

5. 尿外渗

尿道裂伤或断裂后，尿液从裂口处渗入周围组织间隙，如不及时处理或处理不当，可发生皮肤及皮下组织广泛的坏死、感染及脓毒症。开放性损伤者，其尿液可从皮肤、肠道或阴道创伤口流出，最终形成一条不该存在的通道——尿瘘。

6. 休克

严重尿道损伤，特别是骨盆骨折后尿道断裂或合并其他内脏损伤者，常发生休克。

尿道损伤如何治疗？

1. 紧急处理

损伤严重伴出血性休克者，需采取输血、输液等抗休克措施，骨盆骨折患者需平卧，不能随意搬动，以免加重损伤。尿潴留不能导尿或未能立即手术者，可行耻骨上膀胱造瘘术，从下腹直接打个洞连接膀胱引流出膀胱内的尿液。

2. 非手术治疗

尿道轻度挫伤或裂伤，症状较轻且尿道连续性存在，无排尿困难者可给予止血药、抗菌药,嘱其多饮水保持尿量。若存在排尿困难,若导尿成功,可留置尿管 1～2 周。

3. 手术治疗

尿道部分裂伤,有排尿困难且不能插入尿管,以及尿道完全裂伤者,可行手术治疗。

4. 前尿道损伤

前尿道损伤行会阴尿道损伤吻合术,留置尿管 2～3 周,若病情严重,会阴或阴囊形成大血肿及尿外渗者,施行膀胱穿刺造瘘术,3 个月后再修补尿道。

5. 后尿道损伤

后尿道损伤可行尿道修补术,恢复尿道的连续性。若全身情况较差,可行膀胱造瘘,3～6 个月后再做尿道修补术。

尿道损伤患者应注意哪些事项?

(1) 树立乐观开朗、积极向上的人生观,增强治愈疾病的自信心。

(2) 按照出院医嘱按时到门诊复查、拆线、换药和拔除引流管。

(3) 饮食荤素搭配,多吃蔬菜和水果,保持大便通畅,避免便秘,预防继发性出血。少吃辛辣、刺激的食物。戒烟、戒酒。

(4) 适当进行户外活动及轻度体育锻炼以增强体质,预防感冒,避免过度劳累及受凉。

(5) 每日多饮水(2 000 mL 以上),观察尿液颜色,不憋尿。如果小便呈深红色,需要立即到急诊就诊。

(6) 患者须保留导尿管,注意避免牵拉尿管,保持尿管通畅。

（7）尿袋要固定在腰部以下，防止尿液反流引起感染。每天用清水和中性皂清洗尿道口，保持其清洁。

（8）尿道损伤易出现继发性尿道狭窄，拔除尿管后，根据需要定期到门诊行尿道扩张。

二、输尿管结石，不容忽视的"小石头"

什么是输尿管结石？

输尿管结石是指由肾结石降入输尿管导致的结石病，或者输尿管梗阻导致的原发性结石病。约 60％结石发现在输尿管下段，双侧发病大致相等，男性多于女性，输尿管结石易造成尿流梗阻。

输尿管结石有哪些症状？

（1）血尿：输尿管结石急性绞痛发作时，可发生明显的肉眼血尿，尤其在绞痛伴有结石排出时。不发生急性绞痛时，以镜下血尿多见。

（2）尿频、尿急、尿痛和排尿困难。

（3）疼痛：输尿管结石多表现为急性绞痛，少数出现钝性腰痛或腹痛。疼痛位于腰部或上腹部，并沿输尿管方向放射至同侧睾丸或阴唇和大腿内侧。当输尿管中段梗阻时，疼痛可放射至中下腹部。

（4）输尿管结石梗阻：输尿管结石患者会出现无尿症状，这种情况并不多见,一般发生于双侧输尿管结石或孤立肾的输尿管结石完全梗阻,也可见一侧输尿管结石阻塞,反射性对侧肾分泌功能减退。

(5)感染:可有发热、畏寒、寒战等全身症状,也可有膀胱刺激征。

输尿管结石如何治疗?

1. 非手术治疗

非手术治疗适合于结石直径小于 0.6 cm,表面光滑,无尿路梗阻,为纯尿酸或胱氨酸结石的患者。

(1)大量饮水:每日 2 000～4 000 mL,保持每日尿量大于 2 000 mL。

(2)加强运动,如跳绳。

(3)调整饮食:选择低钙、不含草酸类饮食。

(4)药物治疗,如排石颗粒、清热利尿药物等。

(5)体外冲击波碎石。

2. 手术治疗

(1)开放手术:适用于输尿管镜无法处理的炎性狭窄,以及输尿管镜及体外震波碎石失败的患者(临床上较少应用)。

(2)非开放手术:①输尿管镜钬激光碎石术(首选);②经皮肾镜取石或碎石术;③腹腔镜输尿管切开取石。

输尿管结石如何预防?

(1)多饮水:结石通常是由于饮水较少、饮食不当或缺乏运动等原因引起,在生活中注意多饮水促进排尿,每天饮水

3 000～4 000 mL，可以有效预防结石。

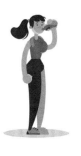

（2）增加运动量：如果缺乏一定的运动量，身体内的杂质会进行聚集和沉淀，从而导致结石的发生，所以在日常生活中可以进行一些户外活动，如慢跑、游泳、骑行、跳绳等，在一定程度上可以减少结石的发生。

（3）鼓励多吃水果和蔬菜，但要避免吃含有大量草酸的食物，如菠菜、土豆。

（4）限制钠的摄入量，平时要少吃盐及腌制品。

（5）少喝含糖饮料及摄入过多甜食。

（6）建议适量摄入牛奶、酸奶等奶制品，不要过量地吃肉及动物内脏。

输尿管结石患者术前需做哪些准备？

（1）保持情绪稳定，树立信心，消除顾虑，以保持最佳的身心状态配合治疗。

（2）完善相关各项检查：泌尿系平片、静脉肾盂造影、泌尿系CT、泌尿系B超等，了解结石的位置、肾脏积水情况及对侧肾功能等。

（3）除了术前常规检查外，还应了解心血管功能、肺功能等特殊检查；术前1天，配合护士做好各项术前准备工作，如配血、备皮、药物过敏试验等。前一天下午麻醉医生会来访视进行麻醉风险评估。术晨换好医院的衣服，取下活动义齿、手表、贵重物品等交给家属保管。长期口服高血压药的患者术晨5时可少量饮水服药，长期口服降糖药、注射胰岛素的患者则暂停口服及注射用药。

留置双 J 管有哪些注意事项?

(1) 大量饮水:每日 3 000~4 000 mL,保持每日尿量大于 2 000 mL。

(2) 保持精神愉快,保持大便通畅。多休息,注意劳逸结合。

(3) 养成及时排尿习惯,禁止憋尿。

(4) 避免四肢及腰部同时伸展,突然下蹲及从事重体力活动。不能骑自行车、电瓶车,禁止长途开车。

(5) 术后 1~3 个月到医院复诊,遵医嘱拔除双 J 管。

(6) 遵医嘱按时服用抗生素。

(7) 出院后如发现血尿、发热(体温超过 38.5℃以上)等不适,应及时来院门急诊就诊。

三、膀胱炎,膀胱的难"炎"之隐

什么是膀胱炎?

炎症是细菌、病毒侵犯了人体而导致人体免疫系统与病原体发生"战斗"的状态。膀胱炎是指发生在膀胱的炎症,不仅包括细菌等病原微生物引起的炎症,其他因素也会引起膀胱炎症,如放射线、药物等。根据病程,膀胱炎可分为急性膀胱炎和慢性膀胱炎,慢性膀胱炎容易长期困扰患者。根据发病原因,膀胱炎又可分为细菌性膀胱炎和非细菌性膀胱炎,其中非细菌性膀胱炎包括间质性膀胱炎、腺性膀胱炎、化学性膀胱炎、放射性膀胱炎等。膀胱炎属于局限在膀胱的疾病,但是如果治疗不及时,也可能会累及输尿管和肾脏。膀胱炎总体来说较为常见,细菌性膀胱炎占泌尿系统感染性疾病的60%以上,多发于女性。

膀胱炎的病因有哪些?

细菌性膀胱炎、化学性膀胱炎以及放射性膀胱炎一听就不难发现,它们的名字就是其病因的由来,分别是由细菌感染、药物损伤、放射线损伤等引起,而间质性膀胱炎和腺性膀胱炎的病因没有明确。

(1)细菌性膀胱炎:其中最常见的细菌是大肠埃希菌。

(2)化学性膀胱炎:肾脏是人体的重要代谢器官,化疗药物(如环磷酰胺)代谢后在尿液里,可刺激膀胱引起化学性炎症。

(3)放射性膀胱炎:宫颈癌、直肠癌的放疗射线可引起膀胱的炎症改变。

膀胱炎的症状有哪些?

患者主要表现为尿路刺激症状,可出现下腹部异常疼痛,严重的可能小便带血、解不出小便。感染较重的患者可出现畏寒、发热等全身症状。

(1)尿路刺激症状:主要表现为尿频,严重时每10～20分钟就想排尿,可能每次只有几十毫升。排尿时可能伴有疼痛。

(2)尿液性状异常:由于膀胱受到刺激,小便混浊,可能有臭味,有些尿液颜色发红,或尿液呈"洗肉水样"。

(3)下腹部疼痛:患者时常感到下腹部不舒服,烧灼感,持续隐痛。

(4)排尿困难:部分患者即使感觉下腹部很胀、尿意强烈,也解不出小便。

(5)全身症状:一般没有全身感染症状,少数患者可出现发热,体温超过 37.3℃,畏寒、浑身无力等。慢性膀胱炎一般没有全身症状。

(6)腰痛:部分患者感觉有腰部钝痛。

膀胱炎的高发因素有哪些?

我们要知道哪些行为容易得膀胱炎,才能知道怎么样去避免它的发生。

(1)不注意个人卫生:不经常清洗生殖器外部、多个性伴侣、性生活活跃等。

(2)不良生活习惯:如喝水少、熬夜、工作压力大、睡眠不足等。

(3)性别:女性发病率高于男性,且年龄越大发病率越高。

(4)基础疾病:如糖尿病、自身免疫系统疾病人群,抵抗力较差,更容易患膀胱炎。有尿路结石、膀胱结石的患者,更容易患膀胱炎。

(5)需要进行化学药物治疗:化疗药物可能通过肾脏排泄,进而导致膀胱炎。

(6)盆腔部位肿瘤:如宫颈癌、直肠癌,此类患者若行放射治疗,可能会对膀胱产生刺激,引起膀胱炎。

如何治疗膀胱炎?

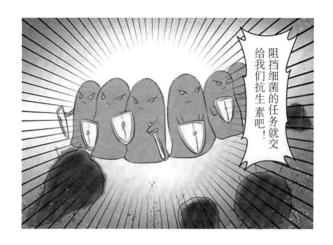

（1）立即就医：当出现下腹部剧烈疼痛、排尿紧急、频繁或困难症状，或者尿液中发现血液，应立即就医。

（2）及时就医：当患者存在发热、发冷、恶心症状，同时小便过程中发现有疼痛、灼痛或不适感，应及时就医。

（3）由细菌感染所引起的膀胱炎：应选用针对性抗生素进行抗感染治疗，再配合物理、预防等其他治疗手段，实现更好的疗效。

（4）非感染性因素引起的膀胱炎：需要结合实际病因，进行对症性治疗。

患了膀胱炎日常需要怎么做?

（1）日常生活管理中，要注重尿道、生殖器等部位的清洁卫生，以免出现重复性感染的情况。注重个人卫生护理，保持充足、规律作息，减少熬夜频率。

（2）饮食结构上，要遵循清淡、均衡搭配原则。

（3）患病期间要注重及时补充水分，加速体内有害物质循环代谢效率，加速病情恢复，缩短治疗时长。

（4）治疗以及恢复期间，要忌烟酒，避免食用辛辣、生冷、油腻等刺激性食物，防止加重炎症恶化。

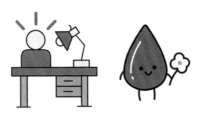

如何预防膀胱炎？

生活中，可以通过注意个人卫生、合理饮食、健康作息、积极治疗基础疾病等来预防该病的发生。有些危险因素可以通过改变自己的行为或生活方式，避免患病或复发。

（1）注意个人卫生：女性排尿后要注意从前往后擦拭，避免肛门等处细菌进入尿道；注意会阴部清洁干燥，女性患者更应注意会阴部的清洁，养成良好的卫生习惯。

（2）养成良好的生活习惯：多喝水，勤排尿，有助于减少细菌进入泌尿系统的机会，还有助于预防泌尿系统结石。特殊人群，如接受放射治疗、化学治疗的肿瘤患者，更应多饮水、勤排尿，尽可能减轻放、化疗对膀胱的影响。

（3）积极治疗基础疾病：患有糖尿病、免疫系统疾病、泌尿系统结石等基础疾病的患者，应积极治疗基础疾病，养成良好生活习惯，减少感染的发生。

四、膀胱过度活动症，难以启齿的烦恼

什么是膀胱过度活动症？

人有三急，有些人可能有"很多急"：一喝水就想小便，睡前反复跑厕所，动不动就会"憋不住"……医学上，这种症状叫作膀胱过度活动症，是一种常见的膀胱功能障碍，给人带来很多不便和难以启齿的烦恼。2010年，国际控尿学会（ICS）将膀胱过度活动症定义为"在没有尿路感染或其他明显病理的情况下，尿急的存在，通常伴有尿频和夜尿症，伴有或不伴有尿失禁"。

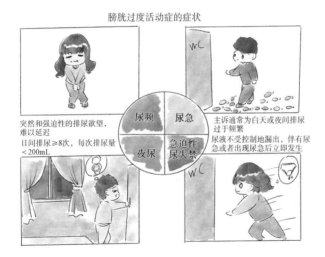

膀胱过度活动症的症状

哪些情况有可能形成膀胱过度活动症？

追根溯源，需要从控制它的大脑开始说起。

（1）脑桥病变:脑桥主要起抑制排尿的作用,脑桥病变就会导致排尿抑制不足,尿液不受控制。在帕金森病患者中,其发生率为 25%。在一些没有脑卒中、脑外伤、脑肿瘤史的老年男性急迫性尿失禁患者中,一般存在大脑皮质,尤其额叶血流灌注不足,排尿开关机制也会失灵。同样脑桥-骶髓间病变、周围神经病变也会导致相应的后果。

（2）肌肉因素:良性前列腺增生可使膀胱出口梗阻,膀胱过度活动症发生率可达 50%～80%。

（3）身心因素、行为障碍和心理性疾病:排尿时一般借助腹肌用力、没尿完就有意中止、经常反复憋尿、不定时排尿等都是不良卫生习惯,久而久之容易打乱正常的条件反射,造成失调性排尿。

膀胱过度活动症如何治疗?

（1）一般处理:记排尿日记,进行膀胱训练。有时候感觉要排尿了,去厕所发现原来是"竹篮打水一场空",这种感觉性急迫症状应该适当延迟排尿,进行精神及心理咨询,纠正行为异常。一般处理通常针对由于身体、心理等因素引起的膀胱过度活动。

（2）盆底肌训练和生物反馈治疗:适用于压力性尿失禁、不稳定膀胱、失调性排尿、盆底肌功能亢进等症。经检查,可将盆底肌功能状态分为 3 种:①无主动控制力;②有主动控制力而松紧乏力;③有主动控制力且松紧正常。第 1 种应行生物反馈及电刺激治疗;第 2 种进行盆底肌松紧训练,松紧均要到位;第 3 种仅需正确运用盆底肌。

（3）电刺激或电调节治疗:保守治疗无效者可采用骶神经

电刺激或电调节治疗,安置电极和刺激器,两者以电导线相连,通过体外装置操纵刺激器,间断或持续释放脉冲电流,阻滞传入神经冲动,调节逼尿肌、外括约肌活动。本法疗效确切。

(4)膀胱黏膜弥合疗法:膀胱黏膜弥合疗法适用于血-尿屏障障碍引起的膀胱过动活动症。

治疗膀胱过度活动症的药物有哪些?

药物治疗膀胱过度活动症的主要目的是控制及缓解尿频、尿急及急迫性尿失禁等影响生活质量的症状。目前国内常用 M 受体阻滞剂治疗膀胱过度活动症。主要药物有托特罗定、索利那新、丙哌维林等。

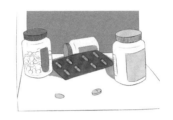

(1)托特罗定:为膀胱高选择性 M 受体阻滞剂,能够同时阻断 M_2 和 M_3 受体,对膀胱的亲和性高于涎腺,减少了口干等不良反应。

(2)索利那新:索利那新为膀胱高选择性 M 受体阻滞剂,对膀胱 M_3 受体亲和性较高,能够显著减少膀胱过度活动症患者的排尿次数,缓解尿急及急迫性尿失禁等症状。

(3)丙哌维林:丙哌维林同时具有抗胆碱和钙拮抗作用,能够有效缓解尿频症状和减少 24 小时排尿次数,不良反应较小。

如何预防膀胱过度活动症?

(1)养成良好的生活习惯和饮食习惯:早睡早起,不熬夜,根据自身条件选择合适的运动来锻炼身体,如慢跑、散步等。多呼吸新鲜空气,多吃新鲜的蔬菜、水果,养成健康的生活以及饮食习惯。

(2)定期进行体检:如果有前列腺增生、膀胱颈梗阻以及尿道狭窄等和下尿路相关的疾病,建议及时治疗原发病,防止长时间排尿不畅导致膀胱功能紊乱。如果有糖尿病、脑梗死及腰椎等疾病,也应积极治疗相关原发病,减少对排尿神经的损伤。

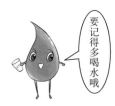

(3)多饮水,多运动:平时多饮水,规律排尿,不憋尿,进行盆底肌肉训练。凯格尔训练可以增强盆底肌肉和尿道括约肌的功能,能有效预防膀胱过度活动症。

五、膀胱结石,"搞事情的石头"

什么是膀胱结石?

膀胱结石是指在膀胱内形成的结石,分为原发性膀胱结石和继发性膀胱结石。原发性膀胱结石是指在膀胱内形成的结石,多由营养不良引起,多发于儿童。继发性膀胱结石来源于上尿路或继发于下尿路梗阻、感染、膀胱异物或神经源性膀胱等而形成的膀胱结石。

膀胱结石的病因有哪些?

(1)由于饮食不当,如动物高蛋白摄入过多可致尿液中钙和尿酸含量增加,尿 pH 值下降,从而形成膀胱结石。

（2）如果膀胱中存在异物，如缝线、导管等，尿盐沉积于其周围也非常容易导致膀胱结石。

（3）膀胱继发性感染、代谢性疾病，如胱氨酸尿症和草酸、钙、磷的代谢异常也是形成膀胱结石的原因。

（4）膀胱肿瘤表面的坏死、变性、钙化可继发结石的形成，血吸虫病的虫卵在膀胱内也能形成膀胱结石。

（5）尿路梗阻：体积较小的输尿管结石以及在饱和状态下形成的尿盐沉淀，在膀胱排尿无梗阻时可随着尿液排出。如患前列腺增生症或尿道狭窄导致尿路梗阻，小结石和尿盐结晶、沉淀，从而积聚形成膀胱结石。

膀胱结石有哪些症状？

（1）排尿突然中断，疼痛放射至远端尿道及阴茎头部，且伴有排尿困难和膀胱刺激症状。

（2）血尿、脓尿。由于排尿时用力，腹压增加，可并发脱肛，且常有终末血尿。并发感染时，膀胱的刺激症状会加重，并会出现脓尿。

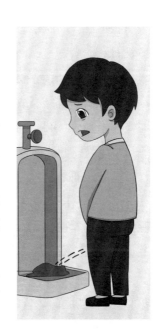

（3）排尿疼痛、排尿障碍：白天活动时膀胱结石的症状更为明显，夜间睡眠时上述症状可减轻或消失。

（4）腹痛：可为下腹部和会阴区钝痛，也可为明显疼痛，常因活动而诱发或加剧。

（5）结石刺激膀胱黏膜时，膀胱结石的症状可有尿频、尿急、尿痛，排尿终末时疼痛加剧，且可伴有终末血尿。

膀胱结石有哪些危害？

1. 发热

一般来说膀胱结石是不会引起发热的，单纯膀胱感染也不会引起发热。如果患者并发急性肾盂肾炎或急性前列腺炎时会出现发热、畏寒等全身症状。

2. 慢性肾衰竭

因为结石刺激膀胱三角区及双侧输尿管口引起输尿管口慢性炎症并逐渐形成瘢痕狭窄继而引起双侧上尿路积水，逐步导致肾衰竭。临床表现为无力、水肿、贫血、少尿、恶心等。临床也曾有报道巨大膀胱结石压迫双侧输尿管口同时伴发感染而引起急性肾衰竭者。

3. 腹压增高等并发症

较大的膀胱结石或合并前列腺增生、尿道狭窄者，由于排尿时腹压增加，可引起直肠脱垂、腹股沟疝等。

4. 膀胱肿瘤

膀胱结石对膀胱黏膜反复撞击、摩擦刺激，造成局部黏膜损伤，加上炎症作用，长期刺激可致膀胱黏膜上皮增生而形成囊性腺性膀胱炎、乳头状瘤，继而可转成腺癌。

5. 尿管、造瘘管堵塞

这也是膀胱结石的危害之一。有尿管、造瘘管的患者当有结石存在时可造成尿管、造瘘管堵塞而致尿潴留。

6. 膀胱破裂、膀胱瘘

当较大的结石长期压迫膀胱壁组织可导致缺血坏死，从而造成膀胱直肠瘘、膀胱阴道瘘，较大膀胱结石能嵌顿于膀胱颈部，当膀胱用力收缩时可造成膀胱破裂，特别是膀胱原有病变时就更容易发生。

膀胱结石需要做哪些检查？

1. 膀胱镜检查

在膀胱镜直视下能直接看到结石的大小和数目，还可以看到有无憩室、前列腺增生和其他病变。膀胱镜分为硬镜和软镜，相比之下软镜的舒适度会更好些。

2. 超声检查

超声检查可以检测到结石，并且还能确定结石的大小、形状和数目。

3. 金属探杆行尿道检查

检查中探杆碰到结石会有碰撞的声音发出。

4. X线检查

膀胱平片能看见不透光的结石阴影。

5. 双合诊检查

当膀胱排空以后，行直肠或阴道和耻骨做双合诊检查可以触及结石。

6. 常规的尿液检查

检查尿中有红细胞和白细胞。这种方法一般是在确诊膀胱结石的时候才会检查。

膀胱结石如何治疗？

1. 膀胱切开取石术

在全麻或腰麻时通过手术逐层切开直至膀胱取净结石，这种治疗方式是传统治疗方法。

2. 非膀胱切开取石术

（1）体外冲击波碎石术：患者排空膀胱后，注入生理盐水100 mL，膀胱内尿液不能排净者可保留部分尿液，患者取俯卧位，碎石后去除固定装置。让患者左右活动，观察粉碎情况，碎石颗粒小于 0.5 cm 即可。

（2）膀胱镜大力钳碎石术：患者骶麻成功后取截石位，尿道注入液状石蜡 5 mL，在 24F 大力膀胱碎石钳直视下将结石夹碎，反复操作，直至可以用冲洗器将碎石块完全冲出为止。

（3）膀胱镜液电效应碎石术：方法同大力钳碎石，只是操作时保证电极距离膀胱镜 2 cm 以上，并保证电极距结石低于 0.5 cm，这样既可有效碎石，又可避免损坏膀胱镜。

（4）膀胱镜微创取石术：这是在临床上用得较多且最有效的治疗方法，是将膀胱镜经尿道插入膀胱直接观察膀胱内结石数目、大小及病变，然后经内镜工作通道导入碎石设备将结石粉碎，逐一取出结石碎块或经冲洗清除残余结石的无创手术。该手术无创、可视、安全，可一次性彻底清除结石，术后恢复快。

（5）钬激光碎石术：钬激光碎石术能准确、安全、可靠地清除泌尿系统各个部位的结石，特别是对感染性结石、术后复发性结石效果尤佳，无出血或出血少，一次治疗成功率在 95% 以上，被誉为泌尿系统结石治疗的"金标准"，其治愈率高达 98%。

膀胱结石患者术后饮食上有哪些注意事项?

（1）在病情允许的情况下，尽量多摄取水分，每日约 3 000 mL。

（2）多运动有利于结石的排出，如跳绳、跑步等。

（3）含钙结石患者应少喝牛奶等含钙高的饮食；草酸盐结石患者应少吃菠菜、马铃薯、豆类和少饮浓茶等；磷酸盐结石患者宜用低磷、低钙饮食。

（4）养成良好的排尿习惯，不要憋尿。

（5）积极治疗解除下尿路梗阻的情况。

六、膀胱破裂，这次膀胱真的"炸"了

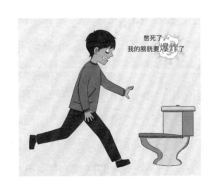

什么是膀胱破裂?

膀胱破裂属于泌尿外科的一个急症，大多数是由于膀胱在充盈状态下受到了外力冲击导致破裂，或者是刀刺伤引起的，需要及时进行治疗。

在医学上，对膀胱破裂的定义是指膀胱壁发生裂伤，尿液和

血液流入腹腔所引起的以排尿障碍、腹膜炎、尿毒症和休克为特征的一种膀胱疾患。其症状多表现为尿急、尿痛、血尿等,发生膀胱破裂的患者会感觉到极大的痛苦。

膀胱破裂如何治疗?

1. 紧急处理

膀胱破裂经常是因为外伤(如车祸骨折)导致,所以一般有骨盆骨折或并发多器官开放性损伤,常合并休克,应积极行抗休克治疗,如输液、输血、镇静及止痛。应尽早用广谱抗生素预防感染。

2. 保守治疗

对于轻度膀胱闭合性挫伤和膀胱镜检、经尿道电切手术不慎引起的膀胱损伤,常可经尿道插入导尿管持续引流,保持尿液流出通畅。同时使用抗生素预防感染,可避免手术而治愈。

3. 手术治疗

膀胱破裂伴有出血和尿外渗,病情严重者,应尽早施行手术。总的处理原则:①完全的尿流改道,将尿液通过其他通道引流出来,不至于流入腹腔,同时等破裂修补的膀胱长好才能重新恢复正常功能;②充分引流外渗的尿液,将漏出的尿液充分引流出来,避免刺激其他脏器;③闭合膀胱壁缺损,修补膀胱破裂的地方。

膀胱破裂患者术后有哪些注意事项?

(1)保持心情愉悦,增强治愈疾病的自信心。

(2)遵医嘱用药及门诊随访。

（3）饮食荤素搭配，多吃蔬菜和水果，保持大便通畅，避免便秘，预防继发性出血。少吃辛辣、刺激性食物。戒烟、戒酒。

（4）适当进行户外活动及轻度体育锻炼，以增强体质，预防感冒，避免过度劳累及受凉。

（5）术后 1 个月内不能提重物，不要进行重体力劳动，不要剧烈运动。

（6）每日多饮水（2 000 mL 以上），观察尿液颜色，不憋尿。

（7）如果尿色发红、尿量减少，或者有急性腹痛，需要立即到急诊就诊。

七、膀胱癌知多少

什么是膀胱癌？

膀胱癌是发生于膀胱黏膜上皮的急性肿瘤，是泌尿系统常见的恶性肿瘤。随着我国民众生活质量持续改善，生活方式更新潮，人均寿命延长，膀胱癌的发病率逐年增高。很多人"谈瘤色变"，膀胱癌在泌尿系肿瘤中发病率和病死率虽高，但病程发展的可控性较好。膀胱癌患病人群中性别和年龄差异明显，高龄老人居多，男性多于女性，但中青年发病率有渐进升高的趋势。

第四章 输尿管、尿道与膀胱疾病

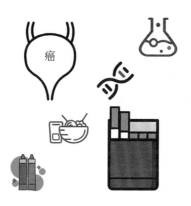

哪些因素可引起膀胱癌?

(1)吸烟:很多疾病的发生与吸烟有关。吸烟是最重要的致癌因素,约有 1/3 的膀胱癌发生与吸烟有关。吸烟可使膀胱癌发病风险增加 2～4 倍。而戒烟后膀胱癌的发病率可有所下降。

(2)长期接触某些致癌物质:如染料、皮革、橡胶、塑料、油漆等,发生膀胱癌的风险显著增加。

(3)膀胱慢性感染与异物长期刺激:如膀胱结石、膀胱憩室、血吸虫感染或长期留置导尿管等,都会增加膀胱癌的发生风险。

(4)其他因素:多数膀胱癌是由于癌基因的激活和抑癌基因的失活导致的。长期大量服用含非那西丁的镇痛药、食用含有亚硝酸盐的食物以及持续盆腔放射治疗等,可能导致基因改变,增加膀胱癌的发病率。

膀胱癌有哪些症状？

约有 90％以上的膀胱癌患者最开始的临床表现为血尿，通常表现为无痛性、间歇性、全程肉眼血尿，也可能在尿液化验时检查出来血细胞，其出血量与血尿持续时间的长短与肿瘤的恶性程度、大小、范围和数目并不绝对成正比。部分患者可有尿急、尿频、尿痛等膀胱刺激症状，如果出血多且没有及时处理，可凝结成血块堵塞尿道，可引起排尿困难、尿潴留症状。

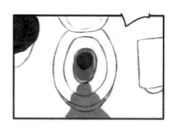

膀胱癌如何诊断？

1. 超声检查

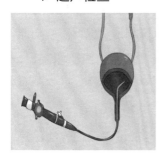

多数患者就诊首选多普勒超声检查，该检查具有简便、易操作、费用低等优点，肿瘤突出于膀胱黏膜，且直径大于 5 mm 者，诊断成功率较高，已经列为体检常规检查项目，但超声无法显示原位膀胱癌。

2. 膀胱镜检查

膀胱镜是指通过尿道直接可以看见膀胱里面，是诊断膀胱肿瘤的"金标准"，可以直观查看膀胱黏膜形态改变，包括肿瘤大小、位置、数量、是否有蒂，特别是原位膀胱癌。膀胱镜下注入光敏剂，如注入 5 - 氨基酮戊酸，在激光激发下肿瘤部位显示为红色,正常膀胱黏膜显示为绿色。

3. 计算机体层成像尿路造影

计算机体层成像尿路造影扫描速度快,密度分辨率高,可以发现较小肿瘤(直径 1～5 mm),对膀胱癌侵及范围、是否合并盆腔淋巴结转移等提供重要诊断依据,但对原位膀胱癌诊断价值较小。

膀胱癌如何治疗?

1. 治疗前注意事项

根据膀胱肿瘤恶性程度及预后,低度恶性的潜能膀胱肿瘤可以用膀胱镜随诊观察;低级别非浸润性膀胱肿瘤经微创治疗后配合膀胱化学治疗,预后好;高级别非浸润性膀胱肿瘤恶性程度增强,积极预防肿瘤复发,预后较好。浸润性膀胱肿瘤说明肿瘤向肌层侵袭,微创治疗后需要监测肿瘤复发、转移,预后较好。高级别浸润性膀胱肿瘤恶性度强,可以微创治疗保留膀胱功能,但必须膀胱镜结合增强计算机体层成像尿路造影监测肿瘤复发、转移,同时积极行膀胱肿瘤根治术。

2. 治疗方法

(1)早期可通过经尿道膀胱肿瘤电切术等微创方法治疗,术后进行膀胱灌注预防复发。

(2)浸润性膀胱癌需要进行膀胱全切治疗,根据个人的具体情况选择尿流改道的方式。

(3)晚期转移性膀胱癌患者,还需进行化学治疗、免疫治疗等全身用药治疗。

如何预防膀胱癌?

(1) 饮食上应多吃新鲜蔬菜,饮食清淡,少吃高脂肪、辛辣、油炸食品。

(2) 避免长期接触芳香族类物质,戒烟、戒酒,积极治疗膀胱慢性炎症、克服不良生活习惯、少吃含有添加剂的食品,多饮水。

(3) 学习膀胱癌的相关知识,了解病情,积极治疗。

(4) 根据身体情况及爱好等因素,选择自己适合的运动项目,循序渐进,持之以恒。

八、膀胱灌注,你了解多少

什么是膀胱灌注?

膀胱灌注是将化疗药物通过留置一根导尿管,将药物注射到膀胱中,让药物保存一段时间,然后通过尿液排出体外。75％的膀胱癌为非肌层浸润性膀胱癌,术后复发率高,为了降低复发的概率,术后可以通过膀胱灌注化学治疗(化疗)药物进行局部化疗,避免全身化疗带来的一些明显的不良反应,既达到治疗的目的,又减轻了化疗

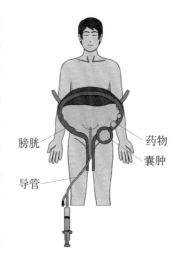

膀胱

药物囊肿

导管

的毒副反应。因此,膀胱灌注是膀胱癌电切术术后预防膀胱肿瘤复发的一个重要治疗手段。

哪些情况不能进行膀胱灌注?

不能进行膀胱灌注的情况:①膀胱内活动性出血;②合并膀胱穿孔;③合并急性泌尿系感染;④明显肉眼血尿;⑤有尿道损伤者。

膀胱灌注方案如何选择?

(1)术后即刻灌注:指术后第一次灌注化疗在微创手术后24小时内完成。这个第一次灌注对以后降低膀胱肿瘤复发的效果是最强的。由于一些患者在手术时可能病理不是特别明确,如果考虑是良性那么就不用灌注。此外,如果肿瘤较深,膀胱壁切得很深可能穿孔,则绝对不能灌注;肿瘤如果累及输尿管开口,手术把输尿管开口切除,进行灌注则需要斟酌。

(2)早期灌注:术后1周开始,每周1次,共4~8周。

(3)维持灌注:早期灌注结束后,每月1次,共6~12个月。

(4)灌注化疗的时间不是越长越好,一般最长维持1年。从目前的临床试验数据看,采用化疗药物灌注,灌注2~3年除了增加并发症并不会提高灌注的效果,即便是复发高危的患者一般在灌注到6~12个月以后如果继续治疗也不会降低其复发率。因此,目前各个国家制订的膀胱肿瘤诊疗规范里都把灌注化疗的最长时间定到12个月,一些复发低危或中危的患者甚至只要灌注1次或2个月即可。患者完全可以在门诊听从医师的建议,治疗到一定时间就可以停药。

膀胱灌注有哪些药物？

膀胱灌注有两种，即化疗和免疫治疗，如卡介苗，卡介苗针对难治性患者或重症患者。

化学药物灌注：如表柔比星、吡柔比星、丝裂霉素、羟喜树碱、吉西他滨等，适用于所有的表浅性膀胱癌。

膀胱灌注治疗有哪些注意事项？

门诊膀胱灌注一般是在术后第 1 周开始，带好出院前带药（膀胱灌注相关药物）到膀胱灌注室进行膀胱灌注。

1. 灌注前须知

（1）做灌注治疗不必禁食、灌注药物前 2 小时禁水、治疗前排尿，以免膀胱内残留尿对药物造成稀释，使治疗效果下降。

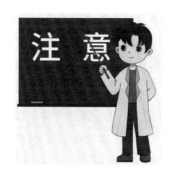

（2）插入及拔出导尿管时保持放松，紧张会加重尿道的损伤；如有尿道狭窄、前列腺增生等情况的患者，可事先向门诊医师说明，以便更换大小合适的导尿管。

（3）患者出现发热、感染等症状，膀胱灌注要推迟；灌注可能造成膀胱内部充血、发红，影响观察，膀胱灌注 2 周后再行膀胱镜检查。

（4）按时、按疗程完成整个疗程灌注，对降低复发至关重要；定期随访，及时发现不良反应并予以恰当处理。

2. 灌注后配合

（1）膀胱内灌注药物后，患者需要不断变换体位（如左侧卧、右侧卧、仰卧、俯卧4个体位），每个体位需保持15～30分钟，使药物和膀胱壁黏膜组织充分接触，确保药物疗效。总时长一般控制在60～120分钟。

（2）憋尿：一般来说在进行膀胱灌注之后是需要多转动体位，以达到膀胱与药物充分接触的效果，所以至少需要憋尿2个小时才可以排出尿液与灌注液。但可以根据不同药物及其不同的作用来调整灌注后的憋尿时间，但是各种不同的灌注药物保留的时间30分钟至2小时不等，可遵医嘱进行，但也不可故意延长时间，否则可能会加重灌注的不良反应。

（3）灌注结束24小时内要多饮水，心、肾功能不良的患者，可根据自身情况调整饮水量（至少饮用2 000 mL），以稀释尿液、增加尿量，预防尿道感染和药物对膀胱的刺激。

（4）合理饮食，避免食用刺激食物，其间避免饮用茶、咖啡、酒精以及可乐类饮料，以减少对膀胱的刺激。

（5）在治疗后6小时内，排尿后厕所要冲洗2次。

（6）治疗后24小时内，排尿应注意避免污染皮肤、衣物及周围环境。

（7）性生活：卡介苗治疗48小时内禁止性生活。

（8）如出现非预期不良反应，应及时咨询医生或就诊。

（9）在卡介苗灌注治疗期间，禁用氟喹诺酮类、大环内酯类、四环素类、氨基糖苷类抗生素，因上述药物可降低卡介苗疗效。

（10）在卡介苗灌注治疗期间，因其他疾病需要就诊或用药时,应及时告知相关主诊医师。

3. 异常情况的处理

(1)若发生血尿、尿道外口红肿,严重的刺激症状,应及时和治疗医师取得联系,可暂停灌注或延迟灌注间隔时间,短期暂停对病情不会有重大影响。

(2)灌注后如出现轻微的尿频、尿痛,是由于药物刺激膀胱黏膜下神经所致,应多饮水,进食无刺激的清淡食物,休息2～3天后可好转。

(3)出现肉眼血尿,严重的尿频,需停用本药灌注,改用其他的化疗药物,并接受止血、解痉治疗。

4. 不良反应

(1)化学药物灌注治疗:不良反应主要是化学性膀胱炎和血尿,可表现为尿频、尿急、镜下或肉眼血尿,严重程度与膀胱灌注剂量和频率相关,多数不良反应在停止灌注后可自行改善和消失。其他少见不良反应包括恶心、呕吐、发热、脱发、泌尿系感染等。

(2)卡介苗灌注治疗:不良反应主要包括:膀胱炎、排尿困难、肉眼血尿、流感样症状、发热、夜间盗汗、肺炎、乏力、关节痛、肉芽肿性前列腺炎、睾丸炎、膀胱容量减少、反应性淋巴结肿大、卡介苗导致的败血症等。

膀胱镜检查前后需要注意什么?

在第7、第11、第14、第17次膀胱灌注时,需要先完善感染筛查抽血化验,之后携带验血结果到膀胱镜室预约膀胱镜检查。膀胱镜是一种有创检查,在检查完及检查过程中都会有轻微的疼痛,术后可能会出现肉眼血尿。所以检查完后,需要适当多饮水、多排尿。在检查过程中镜体可致尿道黏膜损伤,而带来尿路感染。部分患者在做完膀胱镜后出现急性尿道炎,出现发热。所以在做膀胱镜后,建议口服抗生素以预防感染,检查后也需要服用抗生素预防泌尿系统感染,服用时间应遵医嘱。做完膀胱镜后,建议留观 2～4 小时,当排尿顺畅,无明显的疼痛及出血后,再离开医院。

九、造口护理,让生命之口健康绽放

什么是造口?

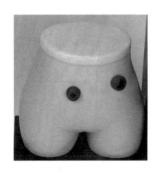

造口,根据字面意思你可以理解为它是人为创造的一个出口,人体自然的排泄出口包括呼吸道、肛门、尿道口等,这里所指的出口就是尿道出口,当尿路系统有严重疾病不能正常将尿液引流出去时,就需要重新创造一个出口使尿液能够正常流出。

尿路造口术是指为患者重建一个将尿液排出体外的新路径。尿路造口术主要适用于膀胱癌,取一部分小肠造一条新的通路,小便将会从肾脏通过输尿管穿过小肠肠管,并通过造口流出体外。造口是医师在患者腹部造出的一个开口。

在造口皮肤上黏附一个造口袋以收集尿液。患者无法控制也感觉不到小便排出。术后造口愈合需要一定的时间,患者也需要时间适应这一新的排尿方式。

尿路造口袋如何护理?

尿路造口袋有不同种类,但都需要定期排空、更换。尿路造口内置细管称输尿管支架管(单 J 管或双 J 管),它上端置于肾盂内,下端即所见到的细管,具有支架和引流作用,可以促进吻合口愈合并预防狭窄。输尿管支架管留置期间的主要注意事项有:

(1) 在病情允许的情况下,建议患者多饮水,每日饮水量≥2 000 mL,以达到内冲洗作用、预防尿路感染。

(2) 观察支架管外露长度,并做好记录;避免支架管意外拔出。

(3) 避免剧烈运动和弯腰的动作,如跑步、跳绳、拖地等。

在离开医院前,护士会教患者如何护理造口袋,主要包括:①当造口袋装满 1/3~1/2 尿液时就要将其清空,如果太满可能会发生泄漏;②排空造口袋之前,提前准备一些卫生纸,以免尿液外溅;③清空并更换之后,确保造口袋上的喷口关闭;④在早晨进食或饮水前更换造口袋,以减小渗漏风险;⑤在初期,可面对镜子以确保造口袋安放正确。

如何替换尿路造口袋?

步骤 1:使用黏胶去除剂。将袋子的底盘取下并轻轻提起袋子,同时向下按压住袋子下方的皮肤,取下袋子并丢弃。

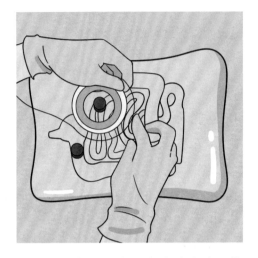

步骤 2：使用湿毛巾或纯水湿巾清洁皮肤。使用造口专用尺测量造口大小。

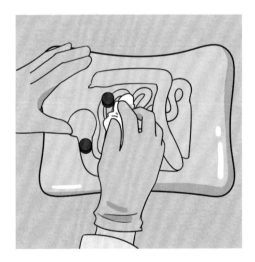

步骤 3：依据测量尺寸在底盘上剪开一个比造口稍大 1～2 mm 的开口。将底盘背面的纸撕去，露出黏合剂。

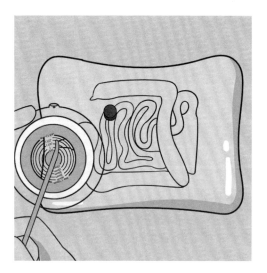

步骤4:将底盘的开口对准造口周围,并将黏性的一面粘在皮肤上。

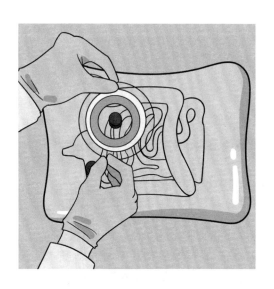

造口皮肤如何护理?

患者每次移除造口底盘后需要将造口周围皮肤与健侧腹部皮肤进行对比,避免发生造口周围皮肤并发症。下列措施有助于避免出现皮肤问题:

(1) 取下造口袋时动作轻柔。

(2) 不要在造口及周围皮肤处过多使用消毒液如酒精、碘酒等。

(3) 不要使用过多的胶布。

(4) 确保造口袋贴合自己的体型。

(5) 仔细测量自己的造口,以便能够让造口袋的边缘与皮肤贴合紧密。

造口感染有哪些迹象?

感染的迹象主要包括:①尿液颜色变混浊;②造口处如果分泌一些白色黏液是正常的,但尿液中的黏液多于平常则意味着可能存在感染;③小便气味非常强烈;④背痛;⑤发热;⑥胃部不适与呕吐。

使用尿路造口袋日常应注意哪些问题?

1. 造口袋出现哪些情况应及时就医?

如果自己觉得可能发生感染,应及时就医。如果有以下情况,也应及时就医:①造口处出血,且在轻度按压下无法止血;②腹部疼痛、痉挛或肿胀;③造口袋经常泄漏或无法固定;④造口周围皮肤经常发红或疼痛;⑤造口变为黑紫色、褐色或黑色。

⑥造口内单J管脱落。

2. 使用尿路造口袋能否淋浴、沐浴和游泳?

尿液在造口处的流向是单向的(尿液能单向外流),因此不怕水。

可以在戴或不戴造口袋的情况下淋浴和沐浴。淋浴时避免使用莲蓬头直接对着造口进行冲洗,也最好不要使用沐浴露或肥皂清洗造口。游泳是可以的。以下做法有助于游泳:①戴造口袋,但在入水前将其清空;②在造口袋边缘周围使用防水胶带;③戴上新造口袋后等待数小时再游泳。

3. 是否需要注意饮食?

不用,只需要大量饮水。造口袋可以防异味,因此只有在将其清空时才会闻到气味。如果小便有非常强烈的气味,可能是出现感染的征象。但其他因素也可能影响尿液的气味。食物,例如芦笋、咖啡、鱼、大蒜和洋葱;药物,例如抗生素;补充剂,例如维生素。

4. 穿着上应注意哪些事项?

宽松的衣服一开始可能会更加舒服,但很快应该就可以换回许多日常的衣服。不过会压迫造口的皮带或衣物最好不要穿戴。

5. 什么时候能够重返工作岗位?

手术痊愈需要一些时间,因此医生会告知何时能够安全地重返工作。如果工作中需要拎重物,可能需要戴造口专用腹带。

6. 使用尿路造口袋能否运动?

可以,但请先和医生确认。身体接触性和对抗性运动可能不太适合,因为需要避免腹部受到撞击。

7. 何时能够有性生活?

大多数女性不会有问题,但有些男性会有。一开始性行为可能会有一点困难。伴侣可能会害怕伤到患者,而患者可能会对完成性生活缺乏信心。放松并和配偶讨论自己的感受,有助于顺利完成性生活。

8. 使用尿路造口袋能否旅行?

可以,只是需要做一点计划。确保带上双倍已按照造口大小剪裁好的造口底盘和所需的日常用品。

如果是乘车旅行:了解清楚在哪能停下来上厕所休息;不要将造口袋留在很热的车里,它们可能会熔化;如果搭乘飞机:带上医生的说明,表明自己进行了尿路造口术。在经过安全检查时便于解释;将造口袋放在随身行李中。

因此只要你学会了造口的护理,在家人的陪伴和帮助下依旧可以恢复正常的生活。

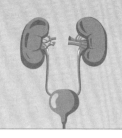

第五章
"肾"秘探索

一、肾好,你也好

肾脏的功能有哪些?

说到肾脏,大家都不陌生,它是泌尿系统的重要组成部分,负责生成尿液,借以清除体内代谢产物及某些废物、毒物,同时经重吸收功能保留水分及其他有用物质,以调节水、电解质和酸碱平衡。肾脏具有内分泌功能,可生成肾素、促红细胞生成素、活性维生素 D_3、前列腺素、激肽等。肾脏的这些功能,保证了机体内环境的稳定,使新陈代谢得以正常进行。

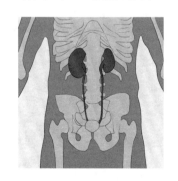

人有两个肾脏,且具有强大的代偿功能。只有当肾功能损坏超过 75% 时,人体才会出现各种不舒

服的症状,如贫血、恶心、乏力等。

肾病有哪些症状?

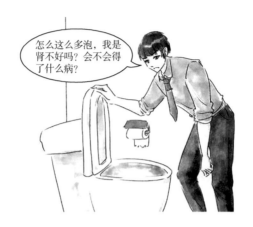

怎么这么多泡,我是肾不好吗? 会不会得了什么病?

(1) 眼睛水肿:肾病早期出现水肿,更容易出现在软组织多的地方。若早上发现眼皮水肿,要考虑是否是肾病。

(2) 泡沫尿:正常的尿液应该是无色透明或淡黄色的,而泡沫尿表面漂浮着一层细小的泡沫,久久不散。这是因为肾脏开始漏蛋白,尿中蛋白含量异常升高引起的。吃大鱼大肉后,会暂时性出现泡沫尿;如有肾病,则会持续出现。

(3) 起夜次数频繁:肾脏负责水代谢。正常情况下,人每天尿量在 $1\,000\sim2\,000$ mL。如果一个人没有大量饮水、喝酒、喝咖啡等,晚上起夜一般在 $1\sim2$ 次。如果突然出现起夜次数特别频,这也可能是肾脏的求救信号哟。

(4) 腰痛:肾病腰痛常表现为腰部和上腹部疼痛。如果一个人出现腰痛,千万别误以为是坐久了,软组织损伤了就开始乱贴膏药,要尽快看看具体是什么原因引起的。

（5）高血压：长期高血压会造成肾脏损害，被称为高血压肾病；而肾病也可能会引起高血压，被称为肾性高血压。

（6）出现头痛、乏力、睡眠不佳、记忆力减退等症状，要考虑是否是肾脏出现问题。

（7）皮肤瘙痒：肾脏可清除人体代谢废物和多余液体，维持血液中矿物质在正常水平。皮肤干燥和发痒症状通常出现在肾病晚期。

（8）腿抽筋：肾功能受损会造成电解质失衡，如出现低钙可导致肌肉痉挛。

（9）失眠：当肾脏不能正常过滤时，毒素会留在血液中，而不是通过尿液离开身体，这会使人难以入睡。与普通人群相比，睡眠呼吸暂停综合征在慢性肾病患者中更为常见。

如何诊断肾功能不全？

肾功能不全是肾脏病治疗中最关键的时期，也是决定肾病发展趋势的重要阶段。以下 3 个"黄金指标"有助于了解肾功能状况。

1. 肌酐

肌酐是肾功能的重要指标，当肾小球滤过功能降至正常的 30% 以下时，肌酐水平开始升高，肌酐水平越高，提示肾小球滤过功能越差。

2. 尿素氮

尿素氮是血浆中蛋白质以外的一种含氮化合物，通过肾小球过滤排出。肾功能受损时该指标会升高，但反应不像血肌酐那样敏感，只有当肾小球过滤率降低超过 50% 时才会出现升高的情况。尿素氮可以用酶学方法来测定。

3. 胱抑素 C

胱抑素 C 是反映肾小球滤过率变化的重要标志物,被近曲小管吸收后会被完全分解,不会进行重吸收。当胱抑素 C 稍有升高时要考虑肾功能不全的情况。

怎样治疗才能维持肾功能稳定?

(1)降低蛋白尿水平是保护肾脏的关键。长期蛋白质流失会加剧肾脏的损害。轻度肾功能不全是治疗的关键时刻。建议进行规范治疗,以避免疾病的发展。如果治疗不当,会导致肾功能持续下降,最终发展成尿毒症。

(2)预防并发症:高钾血症和高磷血症是肾病最可怕的两种并发症,只要出现会急速加剧肾衰竭,甚至导致尿毒症。

想要养好肾,生活中应注意哪些事项?

肾对于我们人体来说是非常重要的一个器官,只有肾功能好了,我们的生活才能够更加美好,但是在现代生活当中,人们的不良饮食习惯和生活习惯,对肾脏的损害很大。所以在日常生活当中,我们一定要养护好自己的肾。养护好自己的肾,需要坚持下面的几件事儿。

(1)养成良好的饮食习惯:肾病患者一定要坚持"低盐、低脂、低钾、低嘌呤食物"。每日摄盐量保持在 3～4 克。多吃一些

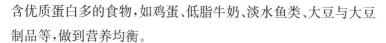

含优质蛋白多的食物,如鸡蛋、低脂牛奶、淡水鱼类、大豆与大豆制品等,做到营养均衡。

(2)养成良好的作息时间,戒掉不良生活习惯。平时可做一些适合自己的运动,保持合理的体重。

(3)规范用药:肾脏作为身体的"净化厂",负责过滤身体内的血液。不少药物具有肾毒性,长期服用对肾脏的伤害也会逐渐累积,造成药物性的肾损伤,带来的伤害无法弥补。所以生病后一定要去正规医院,严格按照医嘱用药,不能私自

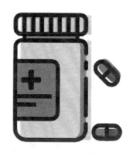

乱用药,尤其是感冒、发热等小病,千万不能叠加用药、过量用药。

二、肾损伤,离你并不遥远

什么是肾损伤?

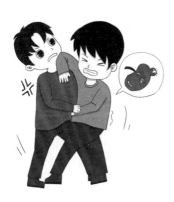

肾损伤是由于外界力量使肾的组织学或解剖学完整性遭到破坏的状态。不同程度的肾损伤临床表现不一致。主要临床表现有失血性休克、血尿、腰部疼痛和腰部肿胀等。根据损伤部位是否与外界相通,肾损伤可分为开放伤和闭合伤两大类。开放伤少见,

通常为利器刺戳伤及枪弹伤,战时常见。开放伤占全部肾损伤的 15％～20％;闭合伤常见于高处坠落,交通事故及运动受伤等。如果肾脏本身有病变更易受外伤影响。肾损伤常常合并其他脏器损伤,应注意合并伤的诊治。

肾损伤的临床表现有哪些?

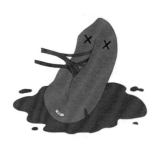

肾损伤的临床表现颇不一致、有其他器官同时受伤时易被忽略。最常见的表现是腰痛、血尿。

1. 休克

早期休克可能由剧烈疼痛所致,但后期与大量失血有关。其程度依伤势和失血量而定。可有心慌、出冷汗、恶心、呕吐等表现。凡短时间内迅速发生休克或快速输血 400 mL 后仍不能纠正休克时,常提示有严重的内出血,需要进行紧急手术,否则会有生命危险。

2. 血尿

90％以上肾损伤的患者有血尿,轻者为镜下血尿,但肉眼血尿较多见。严重者血尿甚浓,可伴有条索状血块和肾绞痛,有大量失血。

3. 疼痛与腹壁强直

受伤的地方常常有痛感、压痛和强直。身体移动时疼痛加重。但轻重程度不一。还可在腰部摸到出血后形成的肿块。疼痛可局限于肾损伤周围的腰部或上腹部,或散布到全腹,并放射到背后、肩部、髋区或腰骶部位。

4. 腰区肿胀

肾破裂出血或尿液外渗在腰部可形成一个不规则的弥漫性肿块。从肿胀的进展程度可以推测肾损伤的严重程度。

肾损伤后,患者应注意哪些事项?

（1）术后2～3周绝对卧床休息,以免过早活动造成再度出血加重肾损伤,半年内不参加重体力劳动及剧烈运动。

（2）多饮水,保证每日尿量不少于2 000 mL,达到冲洗尿路促进肾功能恢复的目的。多吃新鲜蔬菜和水果,多吃粗粮及纤维素饮食,以保持大便通畅。

（3）注意保护伤侧腰部,避免挤压、碰撞,以免加重肾损伤。

（4）经常清洗并保持会阴部清洁,防止尿路感染,如出现尿频、尿急、尿痛症状,应及时就诊。

（5）注意有无腰痛加重、腹痛、血尿、发热等症状,如有应及时就诊。

（6）不使用对肾功能有损害的药物。

肾损伤应当如何进行治疗?

首先应该明确导致肾损伤的病因,然后在医生的指导下进行对症治疗。

（1）如果是由于外伤导致的肾损伤,应及时到急诊进行处理。

（2）如果是由于肾脏疾病导致的肾损伤,应到泌尿内科进行就诊,根据诊断进行相应的对症治疗。

三、肾结石，"痛到怀疑人生"

什么是肾结石?

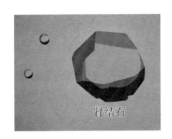

肾结石

肾结石是泌尿系结石中比较常见的一种结石,是在肾脏尿液中沉积的矿物质结晶。有时会移动到输尿管,堵塞输尿管,造成尿液排出受阻,引起剧烈腰痛和血尿,也常合并腹痛、恶心、尿频、尿急、排尿困难。男性发病数多于女性,多发生于青壮年。

哪些人容易患肾结石?

（1）有肾结石家族史的人。

（2）糖尿病、痛风和高血压患者及体重指数高（肥胖）者。

（3）每日饮水量少的人。

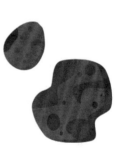

（4）过度的体育运动如马拉松赛跑,可能会增加结石风险,但一般的体育运动不会增加风险。

（5）慢性腹泻时人体会出现酸性尿液,持续的酸性尿液会促进尿酸沉淀,导致尿酸结石形成。

（6）做过胃旁路手术、减肥手术者,以及短肠综合征患者。

（7）有不良饮食习惯的人。如爱吃辛辣、高脂肪、高嘌呤、高盐的食物,嗜酒,久坐,经常憋尿等。

（8）一些高温下工作且喝水排尿比较少者,如交警、司机、户外工作者等。

肾结石如何治疗?

很多人都觉得有肾结石不要紧,因为肾结石是一种良性疾病。但有时候它可以直接阻碍尿液的排出,造成肾绞痛、肾积水,严重时导致肾功能不全,因此,肾结石及时治疗是非常重要的。

对于肾结石,一般有以下 3 种处理方法：

（1）当结石小于 6 mm 时,患者可以通过大量喝水、适度运动（如跳绳）,结石有自行排出的可能;如果无法自行排出,可以服用排石药物促进结石的排出。

（2）当结石直径为 6～20 mm 时,较大的石头无法自行排出,可以根据实际情况进行体外冲击波碎石或通过输尿管软（硬）镜将石头取出。

（3）当结石直径大于 20 mm 时,可选择经皮肾镜碎石的方法进行治疗。

此外,结石大小也不能完全作为是否需要手术治疗的"金标准",还要综合其他情况。例如,结石没有痛感但会导致身体相应部位反复感染或已经发生尿路梗阻的患者,如果有合并感染或有严重的高血压病、糖尿病等基础病,需要及时治疗。

肾结石需要做哪些检查?

1. 尿液检查

尿液检查可以检测有无尿糖、尿蛋白、红细胞、白细胞、结晶物、细菌等。

2. 血液检查

血常规检查若发现白细胞计数过高表示可能有感染,也可抽血检查肾功能和血中的钙浓度。

3. X 线检查

X 线检查包括尿路平片、排泄性尿路造影、逆行肾盂造影、经皮肾穿刺造影等。

4. B 超检查

B 超检查可对肾内有无结石及有无其他合并病变做出诊断,确定肾脏有无积水。

5. CT 检查

CT 检查是目前结石诊断的首选。CT 检查可显示肾脏大小、轮廓、肾结石、肾积水、肾实质病变及肾实质剩余情况。

肾结石患者术后日常注意事项有哪些?

(1)多饮水。普通人每天尽可能维持 2 000～3 000 mL 的饮水量,这样可以通过饮水稀释尿中的结晶结石并冲刷尿路,利于尿结晶的排出。

(2)平常生活中少喝饮料,尽量不喝含糖量高的饮料、啤酒、浓茶、咖啡等,睡前不喝牛奶。

(3)增加适量运动。

(4)在确诊肾结石后做到定期复查、体检,每半年复查一次。

(5)饮食上患者根据结石成分控制饮食,术后结石取出后在医院进行结石成分分析。结石成分分为 3 种:①草酸钙结石:

最常见,占 71％～84％,尿液呈酸性,质硬不易碎易损伤组织引起血尿。草酸含量高的食物,如菠菜、马铃薯、笋、甜菜、茭白、柿子、巧克力等。②尿酸盐结石:尿液持续酸性,质硬,光滑,尿酸代谢异常,多数由单一尿酸组成。少吃高嘌呤食物,如动物内脏、肉类、鱼虾、老火汤等。多吃低嘌呤食物,如玉米面、麦片、蛋类、水果等。③磷酸钙结石:尿液呈碱性,易碎,往往由尿路感染和梗阻而引起,多混合成石。少吃高磷食物,如全脂奶粉、麸皮、虾米、南瓜子仁、松子仁等,多吃核桃仁、胡萝卜、西瓜、冬瓜、梨、鲜藕等。家中可以安装水处理装置,饮用软化的水。

补钙会导致肾结石吗?

临床上经常有人会问:"我之所以得了肾结石,是不是补钙补多了?""我是不是以后都不能吃含钙多的食物,吃钙片?"事实上,结石患者不喝牛奶、不敢吃钙片的做法并不科学。许多研究提示:较高的膳食钙摄入,不仅不会增加反而会使草酸钙肾结石的发病率降低。相比之下,钙补充剂(如钙片)可能略有增加形成结石的倾向。

饮食摄入的钙,正常是在肠道吸收入血,血液流经肾脏后只有一部分钙会进入尿液。较高的膳食钙摄入,不一定会形成肾结石,可能是由于肾结石风险取决于钙的来源与钙摄入的时间:膳食来源的钙摄入的同时,吃的食物中也含有草酸,钙与草酸在被肠道吸收之前,过量的钙和草酸早已经结合成草酸钙沉淀,然后经肠道排出体外,这时流经肾脏的草酸和钙浓度较低,不易形成结石;而单纯的补充药物类型的钙片,常常在早上或睡前服用,不与食物同服,因此,钙与草酸不能有效地结合,从而增加钙的肠道吸收和尿液排泄,就容易形成结石。

四、肾动脉狭窄,一种难治性高血压的致病原因

什么是肾动脉狭窄?

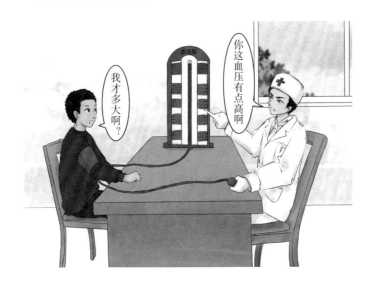

肾动脉狭窄是指由腔内梗阻、血管周围压迫性病变致肾实质供血不足的病理性改变。单侧或双侧肾动脉主干或主要分支血管狭窄超过50%可以影响肾血流灌注,肾血流灌流不足时,肾分泌肾素和血管紧张素而导致高血压。严重时,使用降压药物难以控制。随着人口老龄化加剧及影像学技术发展,其在临床检出率逐渐增高。肾动脉狭窄是导致高血压及肾功能不全的

重要因素,若未及时给予合适治疗,将加重病情并转变为肾动脉闭塞,最终发展为终末期肾病。

肾动脉狭窄临床常表现为肾血管性高血压、缺血性肾病、无症状狭窄及急性肺水肿,也可能引起心脑血管事件及猝死等。肾动脉狭窄将影响肾脏循环血流,造成肾脏组织缺血,血流灌注不足将激活分泌肾素,从而激活肾素-血管紧张素系统,引起肾血管性高血压。

肾动脉狭窄可以发生于各种年龄人群中,以中、老年人为多见。中、老年人的肾动脉狭窄多是由动脉粥样硬化引起,年轻人的肾动脉狭窄多由于大动脉炎或肌纤维发育不良引起。

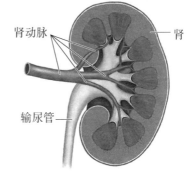

肾动脉

肾

输尿管

哪些高血压人群要警惕可能是肾动脉狭窄导致的高血压?

肾动脉狭窄的患病率在高血压人群中占 $1\% \sim 3\%$,在继发性高血压人群可达 20%。高血压是肾动脉狭窄的主要临床表现,但肾动脉狭窄患者在高血压人群中占比较小,建议以下高血压人群进行筛查:①高血压持续Ⅱ级及以上,并合并明确冠心病、四肢动脉狭窄、颈动脉狭窄等;②合并轻度持续低血钾;③重度高血压且一过性肺水肿反复发生;④无法解释的肾功能不全或非对称性肾萎缩;⑤顽固或恶性高血压;⑥既往高血压可控,用药不变状况下突然无法控制;⑦脐周有血管杂音;⑧血管紧张素相关药物服用后血压明显下降或血肌酐显著上升。

哪些检查可以诊断肾动脉狭窄?

1. 实验室检查

部分患者可能有高血脂、高血糖等实验室检查异常表现。

2. 影像学诊断

肾动脉造影对肾动脉狭窄诊断最有价值,是诊断肾血管疾病的"金标准"。

3. 多普勒超声

多普勒超声是临床常用诊断方式,该检查经济且无射线辐射,可作为首选诊断方式。

4. 磁共振成像(MRI)和CT扫描

近年来 MRI 和 CT 扫描也被用于肾动脉狭窄的诊断。MRI 诊断的特异性可达 $92\%\sim97\%$,而最近的报道显示,CT 扫描是诊断肾动脉狭窄最敏感的影像学检查,其敏感性和特异性分别可达 98% 和 94%。

5. 放射性核素肾图

放射性核素肾图为新型诊断技术,通过检测肾素-血管紧张素系统活性进行诊断,用于检测肾脏分肾功能,评估肾功能受损情况,为治疗肾动脉狭窄提供依据,也是术后随访的重要指标。

肾动脉狭窄如何治疗?

1. 药物治疗

(1)动脉粥样硬化性肾动脉狭窄的治疗:药物治疗仍是基础治疗方案,推荐给予降压、降脂、抗血小板类药物,其中降压药通常需要多种联合治疗,但是必须从小剂量开始,逐渐加量,以免血压下降过快过低。

(2)大动脉炎肾动脉狭窄的治疗:大动脉炎肾动脉狭窄患者,常用药物治疗主要为糖皮质激素,部分需要联合应用免疫抑制剂。

2. 介入治疗

介入治疗即通过经皮球囊扩张血管成形术和肾动脉支架植入术实现血管重建,恢复肾脏的有效血流,达到治疗肾脏动脉狭窄的目的。介入治疗虽创伤小但技术要求高。

3. 手术治疗

手术治疗主要有肾动脉狭窄段切除术、肾脏自体移植术、肾-脾动脉吻合术,可对肾功能及血压有一定改善作用,但手术创伤较大,且对患者有一定限制,通常仅在不适合介入治疗时才使用。

肾动脉支架术后注意事项有哪些?

(1)继续坚持针对病因进行治疗,注意饮食平衡,加强补充营养,劳逸结合,预防感冒,低盐、低脂饮食,戒烟,限酒。

(2)保持愉悦心情,积极面对疾病,多参与社会公共活动。

(3)坚持用药,除了治疗原发病药物以外,还要服用抗血小板药物,防止支架处出现再狭窄和血栓形成。

(4)继续控制高血压和保护肾脏,定期随访。

(5)遵医嘱按时服药,定期复查,指导患者要对血压、血肌酐及用药情况定期随访,及时了解肾脏支架的通畅情况和肾功能的变化情况,发现问题及时解决。

五、肾动脉瘤，肾脏的"定时炸弹"

什么是肾动脉瘤？

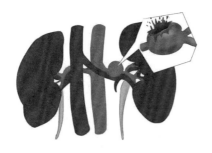

肾动脉瘤是指肾动脉发生的永久性的瘤样扩张，所谓瘤样就是超过正常肾动脉直径 50% 以上，即正常肾动脉直径在 5 mm 左右。如果肾动脉直径在 1 cm 以上，就可以诊断为动脉瘤。动脉粥样硬化、创伤、感染、梅毒及先天性病变等是引起动脉瘤的主要因素。在上述因素作用下，动脉管壁日益变薄，血流压力作用于管壁使其外突而形成动脉瘤。目前研究表明：动脉瘤最大相关因素是动脉粥样硬化，其余依次是创伤、遗传因素、梅毒感染、纤维发育不良等。

肾动脉瘤有哪些表现？

肾动脉瘤是一种非常少见的疾病，它属于动脉瘤的一种，其发病率很低。近年来，由于影像学的发展，肾动脉瘤的检出率明显提高。在普通人群，肾动脉瘤的发病率为 0.01%～0.09%，在血管造影检查的人群中，肾动脉瘤的发病率为 0.3%～2.5%。

高血压是肾动脉瘤最常见的症状，临床特点为血压持续性升高，以舒张压升高更为明显，一般药物难以控制，常有头晕头痛、胸闷心悸、恶心呕吐等症状。原因与动脉狭窄、微小肾梗死、分支受压导致肾脏血流灌注减少有关。

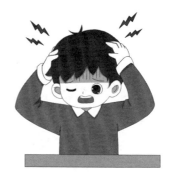

肾动脉瘤扩张压迫周围脏器或肾梗死可导致持续性疼痛，突然出现剧烈腹痛应警惕瘤体破裂或先兆破裂可能。此时患者往往出现失血性休克的症状。

通过哪些检查可以发现肾动脉瘤?

1. X线

X线平片上见约1/4的肾动脉瘤可发生钙化，钙化呈蛋壳样花环状，多为边缘性，位于肾门附近。静脉肾盂造影大多无异常，若动脉瘤增大压迫肾盂时可见充盈缺损。

2. 彩色多普勒超声

彩色多普勒超声可了解动脉瘤、肾动脉狭窄及血流情况，同时因其方便、无创，多用于筛查。

3. 肾动脉造影

肾动脉造影为最可靠的检查方法，可直接显示动脉壁的囊状膨出或梭形扩张，单发或多发及大小，部分有动静脉瘘时，可见肾静脉明显，供血动脉有代偿性增粗并扭曲。

4. CT扫描

CT平扫可显示肾内或肾旁稍高密度肿块，边界清楚、光滑，边缘可见弧形钙化，增强扫描结果一般可明显强化显示效果。

肾动脉瘤治疗的首选方法是什么?

肾动脉瘤直径常为 1.5~3.0 cm,但国外也有直径达 25 cm 的巨大肾动脉瘤的报道。由于肾动脉瘤扭转及压迫肾动脉导致肾灌注量不足,可引起继发性肾性高血压。目前研究认为任何直径>2 cm 的肾动脉瘤都有较高的破裂的危险性,直径>4 cm 的肾动脉瘤更易破裂。如果肾动脉瘤破裂,则会危及生命,其病死率约为 10%,而且导致肾切除的可能性也较大。

肾动脉瘤的治疗方法有保守治疗、药物治疗、手术治疗和介入治疗。

1. 保守治疗

对于体积比较小的动脉瘤,且患者并没有出现任何不适症状,可以先进行保守治疗,定期观察、复诊。

2. 药物治疗

例如,酒石酸美托洛尔缓释片可治疗因肾动脉瘤引起的高血压。

3. 手术治疗

例如,肾动脉修复和肾组织切除手术可以帮助重建或切除瘤体,且对肾功能损害较小,术后复发概率也比较小。

4. 介入手术

近年来,介入治疗因其创伤小、效果显著、简单安全的特点,已经部分替代手术方法,成为肾动脉瘤首选的治疗方法。

肾动脉瘤患者注意事项有哪些?

1. 术后注意事项

为保证动脉穿刺处不出血,从股动脉入路者(大腿根)通常术后 6 小时内需绝对平卧,术后 24 小时可下床活动。术后 3 个月内复查 CT 血管成像,了解动脉瘤的情况。以后每 6～12 个月复查一次,必要时行 CT 血管成像检查。术后患者要注意饮食以清淡为主,多吃容易消化的食物,少吃生冷或辛辣性的食物。注意个人卫生,多休息,保证充足的睡眠。

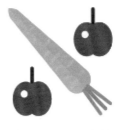

2. 日常注意事项

(1)观察病情:有无腰痛、血尿等症状变化,血压控制情况。

(2)复查:监测动脉瘤大小、数量和形状的改变。采用影像学检查,如 CT 血管成像、磁共振血管成像或血管造影等,每年随访一次。

(3)运动与休息:保持良好的睡眠,多吃新鲜水果、蔬菜,每日可以进行一些有氧运动,如散步、慢跑等,不建议进行过于剧烈的运动。

六、肾上腺肿瘤,不容忽视

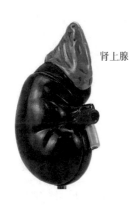

肾上腺

什么是肾上腺?

人体的肾上腺左右各一,因其位于肾的上方,故称肾上腺,肾上腺是一个独立的腺体,并不是肾脏的一部分。肾上腺由皮质和髓质组成,成年人的皮质占肾上腺总体的 90%,而髓质仅占

10%。且这两种结构分泌的激素也是不同的,如果肿瘤起源不同,其相应的症状也会有所不同。肾上腺分泌多种激素,参与血压、电解质的调节,以及调节糖、脂肪和蛋白质的代谢。肾上腺异常是否需要治疗,不仅要评估疾病的良、恶性,还需鉴别腺瘤或结节、增生及有无功能等。

肾上腺肿瘤有哪些常见类型?

肾上腺肿瘤类型非常多,但是可以进行简单的分类。按其良、恶性可分为良性肿瘤和恶性肿瘤;按有无内分泌功能可分为非功能性肿瘤和功能性肿瘤;按发生部位分为皮质肿瘤、髓质肿瘤、间质瘤或转移瘤等。

肾上腺肿瘤的症状有哪些?

1. 无内分泌功能的肿瘤

无内分泌功能的肿瘤往往无症状,如果肿瘤体积较大,则可能会产生一定的压迫症状,如腰、腹部疼痛,腹部包块等。如果是恶性肿瘤,即便没有分泌功能,随着肿瘤的生长和转移也会出现相应的症状,并且出现恶性肿瘤常见的全身症状,如消瘦、乏力、贫血等。

2. 有内分泌功能的肿瘤

有内分泌功能的肿瘤所产生的症状主要看分泌的激素类型,不同的激素有各自不同的临床症状。

(1)肾上腺皮质腺瘤:如果有一定的功能就会因为皮质激素过多而产生相应的症状;如高血压、低血钾、满月脸、水牛背、皮肤紫色斑纹、皮肤变薄、面部痤疮、月经不调、无力、骨质疏松等。这些症状的产生和肾上腺皮质激素有关,假设没有皮质腺瘤,长期服用糖皮质激素的人也会出现类似的症状。如果是皮质醇增多症就没有明显的低血钾表现,如果是肿瘤导致的醛固酮增多,则会出现低血钾。而正常情况下皮质醇和醛固酮都是肾上腺皮质所分泌的。

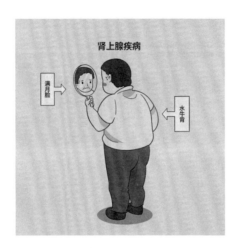

（2）肾上腺髓质肿瘤:最常见的是嗜铬细胞瘤,肾上腺髓质主要分泌儿茶酚胺,也就是肾上腺素、去甲肾上腺素和多巴胺。当这些激素水平高的时候就会产生相应的症状,如高血压(会有阵发性增高)、面部潮红、心悸、盗汗、头晕、头痛、

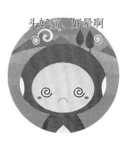

头好痛、好晕啊

手部发麻等。这些症状往往会有阵发性的特点,如果肿瘤释放激素,就会很快出现高血压、心跳加速、头痛、头晕的症状,持续十几分钟以后可能就会很快恢复,血压最高可以高达 200 mmHg 以上。

肾上腺肿瘤如何治疗？

随着人们生活水平的提高、对健康的重视程度增高以及检查手段的提高，肾上腺肿瘤的诊断率显著提高。虽然多数肾上腺肿瘤为良性肿瘤，但绝大部分需手术治疗。对于绝大多数直径小于6cm 的肾上腺肿瘤，腹腔镜肾上腺手术方式已经成为首选。

肾上腺肿瘤如何预防？

（1）多吃新鲜水果、蔬菜，少吃高脂、油腻食品，加工食品（如火腿）、油炸食物等都会增加肾上腺的负担。

（2）酒精、烟草、咖啡因对肾上腺及其他腺体具有高度的毒性，因此须进行限制。

（3）适度运动，不要剧烈运动，保持每周 3～5 次，每次 30 分钟或以上的有氧运动（如跑步等）。

（4）遵医嘱及时复诊，定期定量服药，如有不适症状及时到医院就诊。

七、肾肿瘤，沉默的"杀手"

什么是肾肿瘤？

肾肿瘤是泌尿系统最常见的肿瘤之一，全球每年大约有 40 万人罹患肾脏恶性肿瘤，其中 17.5 万人死于此疾病。肾肿瘤中 95% 左右是恶性的，很少见良性的。肾肿瘤以肾癌最为常见，约占肾肿瘤的 90% 以上，其次为肾盂移行细胞癌和肾母细胞瘤

等。恶性肾肿瘤如果根据发病年龄及病理解剖学特征大致分成
2种：①幼儿肾肿瘤，也称肾胚胎瘤，多在3岁之前发病。资料
显示，幼儿恶性肿瘤中，肾脏肿瘤约占20％。②成人肾肿瘤，多
在40岁之后发病，男性多于女性。癌肿如果位于肾实质，称为
肾癌；若是癌肿位于肾盂，称为肾盂癌。

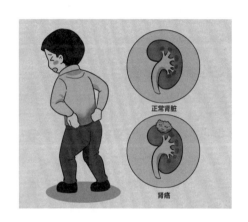

肾肿瘤有哪些早期信号？

早期识别肾肿瘤的信号，对早期治疗
有很大帮助。通常来说，肾肿瘤有以下几
个早期信号。

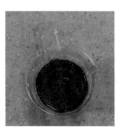

1. 血尿

血尿是肾盂癌早期常见的信号，70％
左右的患者会出现血尿症状，一般是突然
发生肉眼血尿，且没有伴有其他的不适症状。

2. 发热

发热是肾肿瘤早期十分重要的一个信号，20％左右的患

会表现出发热症状，以低热、间歇热、高热、盗汗为主。

3. 腰部疼痛

50％左右患者会伴有腰部疼痛表现。

4. 腰、腹部肿块

等到病情发展到一定程度时，患者可从腰部或上腹部摸到肿块，30％左右的患者会出现这一症状。通常来说，侧卧位状态时，可摸到肿瘤。

诊断肾肿瘤的方式有哪些？

1. 一般检查

血尿是重要的症状，红细胞增多症多发（3％～4％），亦可发生进行性贫血。双侧肾肿瘤，总肾功能通常没有变化，血沉常增快。某些肾癌患者并无骨骼转移，却可出现高血钙症状和血清钙水平增高，肾癌切除后症状迅速解除，血钙亦恢复正常。有时可发展为肝功能不全，如将肿瘤及所在肾切除，可恢复正常。

2. X线造影术

X线造影术为诊断肾癌的主要手段。

（1）X线片：可见肾外形增大。

（2）静脉尿路造影：可见肾盏、肾盂因肿瘤挤压或侵犯，出现不规则变形、狭窄、拉长、移位或充盈缺损。

（3）肾动脉造影：可发现泌尿系造影时肾盏、肾盂未变形的肿瘤。

3. B超

B超检查是最简便、无创的检查方法，可作为常规体检的一部分。能够准确区分肿瘤和囊肿，查出直径1cm以上的肿瘤。

4. CT 扫描

CT 对肾癌的诊断有重要作用,可以发现未引起肾盂、肾盏改变和无症状的肾癌,可准确测定肿瘤密度。

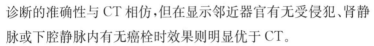

5. 磁共振成像

磁共振成像(MRI)对肾癌诊断的准确性与 CT 相仿,但在显示邻近器官有无受侵犯、肾静脉或下腔静脉内有无癌栓时效果则明显优于 CT。

6. 静脉肾盂造影

静脉肾盂造影可以了解双侧肾脏的功能以及肾盂、输尿管和膀胱的情况,对治疗有参考价值。

如何辨别肾肿瘤是良性还是恶性?

一般来说,约 95％ 的肾肿瘤都是恶性的,而良性的肾肿瘤比较少见。虽然良性肿瘤比较少,但是也会有 5％ 的概率是良性肾肿瘤,要想区别肾肿瘤是良性的还是恶性的,症状表现是重要一方面。可根据肿瘤的生长情况而定。

1. 良性肾肿瘤

一般良性肾肿瘤为膨胀性生长或外生性生长,其生长速度相对来说比较缓慢,且边界比较清晰,常常会出现包膜。良性肾肿瘤不具有转移性,手术切除后一般不会复发,除非肿瘤长在了身体的要害部位,否则不会对身体造成较大的健康影响。

2. 恶性肾肿瘤

恶性肾肿瘤生长方式基本上都是侵袭性的,生长速度也较快,其生长边界不是特别的清楚,不会出现包膜,其质地和色泽与正常的身体组织存在较大的差别。这类肿瘤具有侵袭性和向外蔓延的情况,存在转移性,如果不进行及时的治疗或治疗不彻底,存在一定的复发性。

当我们发现肿瘤后,不可能、也不允许采用长时间等待观察的策略来判断肿瘤的良、恶性,通常通过 CT 检查可判断绝大多数肾肿瘤的良、恶性,MRI 对 CT 是一个补充,对 CT 不能判断的肿瘤,可进一步查 MRI 以判断良、恶性。

肾癌如何治疗?

1. 手术

当癌症局限于肾脏时,常采用手术治疗,目的是取出整个肿瘤,尽可能地保留正常的肾组织,即我们通常所说的肾脏部分切除。既往对位于肾门内中央处的小肿块可能需要全肾切除,随着手术技术的提高,该处的肿瘤多可进行肾部分切除术。但肿瘤大到一定程度时,采用肾部分切除术会增加肿瘤复发的风险,此时宜采用根治性肾切除术。

2. 热消融术

热消融术通常用于不适合手术的肾癌患者。此外,对于行肾部分切除术后发生肾细胞癌的患者、单侧肾或移植肾发生肾细胞癌的患者或一生中有多发肾细胞癌风险的患者,消融术也是一项治疗选择。

3. 药物治疗

有多种不同的药物可用于治疗肾癌,尤其是当肾癌无法去除或有证据表明肾癌已经扩散时。

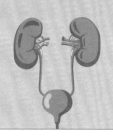

第六章
女性泌尿外科疾病

什么是膀胱阴道瘘?

膀胱阴道瘘是一种常见的泌尿生殖瘘，指的是膀胱和阴道之间存在一条通道，尿液流向了这条错误的分岔路而导致膀胱内尿液自瘘管从阴道流出的一种疾病。通常因分娩、手术、放

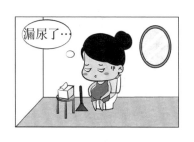

射治疗损伤或恶性肿瘤侵犯等引起。目前膀胱阴道瘘主要分为两个类型:简单型和复杂型。简单型通常指的是单个尺寸小于0.5cm的瘘管，由于良性病因引起的瘘管;复杂型瘘管则包括:①瘘管直径大于或等于2.5cm;②有过一次或多次瘘管手术修复失败史;③因为其他恶性病因，如慢性疾病、放化疗后瘘或盆腔恶性肿瘤术后瘘。

膀胱阴道瘘的临床表现有哪些?

膀胱阴道瘘典型症状包括以下几点:

1. 漏尿

尿液不时地自阴道流出,无法控制,为膀胱阴道瘘的主要症状。

2. 局部感染

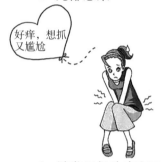

好痒,想抓又尴尬

外阴部皮肤长期受尿液的浸泡,外阴、臀部及大腿内侧的皮肤发生皮炎、皮疹、湿疹,引起局部瘙痒刺痛,甚至发生皮肤继发感染和溃疡。尿瘘患者也易发生泌尿道感染。

3. 继发月经改变和不孕

许多膀胱阴道瘘患者可出现月经稀少或闭经,原因可能与精神因素所导致的卵巢功能低下有关。可伴有性欲减退、性交困难。继发性不孕者较多,其原因除患者的继发性闭经外,分娩遗留的盆腔炎症以及尿液不断从阴道流出,影响精子的存活等因素,均可导致不孕。

4. 精神抑郁或心理异常

由于漏尿大大降低了女性患者的生活质量,病情严重时还可能引起患者的心理障碍。

膀胱阴道瘘的病因有哪些?

1. 产科损伤

难产或产程过长时,膀胱和阴道的过度受压损伤而导致膀胱阴道瘘的出现,多见于发展中国家,我国西部地区还时有发生。

2. 妇科手术损伤

大多因子宫切除所致。在腔镜技术的推广初期,病例数有所增加。

3. 放射性损伤

放射性损伤见于妇科恶性肿瘤放射治疗后。

4. 盆腔恶性肿瘤

晚期盆腔恶性肿瘤侵蚀膀胱和阴道时常产生自发性瘘管,造成膀胱阴道瘘。盆腔肿瘤术后行放射诊疗的患者更易发生。

膀胱阴道瘘如何治疗?

根据瘘管的病因、部位、大小、瘢痕程度及其与输尿管口的关系选择不同的治疗方案,除个别情况可采取非手术方法外,一般以手术治疗为主。首先考虑简单手术术式,因复杂手术的时间长、出血多,感染机会多,这些因素均可影响瘘孔的愈合。

1. 非手术治疗

(1)刚出现不久(1周内)的膀胱阴道瘘或输尿管阴道瘘。若瘘孔较小,可持续插入导尿管或输尿管导管,并给予抗生素治疗,瘘孔有自然愈合的可能。

(2)结核性膀胱阴道瘘,抗结核治疗半年至1年后仍未痊愈者,方可考虑手术治疗。

2. 手术治疗

(1)新鲜、清洁的瘘孔应立即修补。

(2)感染、坏死性尿瘘或第一次修补术已失败者,应在3~6

个月后再次手术。

（3）放射性损伤所致的尿瘘至少应在 1 年后检查未见肿瘤复发再进行手术。

膀胱阴道瘘术后应注意哪些事项？

（1）活动：患者在出院 3 个月内要避免重体力劳动。

（2）术后 3 个月内避免阴道检查和性生活，2 年内要避免阴道分娩。

（3）要加强膀胱功能锻炼，加快恢复自主排尿功能。

（4）进食后要多饮水，增多排尿，保持体内各管道通畅。

（5）尽量避免剧烈咳嗽，避免下蹲等增加腹压的动作。

二、尿道肉阜，被损伤的交通要塞

什么是尿道肉阜？

尿道作为尿液产生之后排出身体要经历的唯一特定交通要道，如果本身或因为上下连接处出现病变，就会使得原本井然有序的泌尿系统交汇系统出现故障，引起一系列排尿异常，身体不适，甚至影响生活。如果对这条"交通要塞"不注重保养，久而久之"公路"年久失修，除了"公路"本身带来的损害外，当尿液通过此路段时，就会刺激被损害的部位，从而出现疼痛、尿急等症状。

尿道肉阜指的是尿道外口出现的一种炎性增殖性病变，又称为尿道肉芽肿、血管性息肉、毛细血管瘤或尿道痔等。大多数发生在绝经后妇女，而男性和青春期前女性极少见。一般可发生在 20～80 岁之间，各个年龄段发病率未有明确报道，是女性常见的尿道疾病，约占绝经女性尿道疾病的 73%。病变呈正常色泽或暗红色，直径在 1～2 cm 不等，有蒂或无蒂，可能出现溃烂、柔软易脆及出血，这种病变可以通过简单的视诊和触诊做出临床诊断，具有显著复发趋向。尿道肉阜病理组织学可分为乳头状瘤型、血管瘤型、肉芽肿型和混合型。临床上以乳头状瘤型多见，约占 70%，其次为血管瘤型及肉芽肿型。

尿道肉阜的病因有哪些？

在日常生活中不注重卫生，外阴出现相关炎症没有及时治疗、男女性交时的摩擦、卫生纸的不良使用致尿道经常受慢性刺激，就会在尿道外口处出现异常增生的肉芽肿、息肉等，从而导致尿道肉阜的发生。尿道肉阜确切的发病原因目前尚不清楚，同时也可能与尿道脱垂、尿道梗阻、雌激素水平降低等因素有关。

尿道肉阜的临床表现有哪些？

首先，在破坏的地方会出现出血、疼痛的感觉，可有分泌物。其次当尿液经过时，患者可能出现膀胱刺激征，如尿频、尿急、尿痛及其他尿道炎症状。有些人可以完全没有临床症状。有些则表现为会阴局部烧灼样的疼痛，常常因为排尿、行走、性交或衣物摩擦而加重症状；少数人疼痛可以十分剧烈，以致害怕排尿而引起排尿困难。去检查时可以看见尿道口小肿块，一般新生肿物直径为 0.5～1.0cm，呈淡红色或鲜红色，部分较大肉阜呈暗红色。少数较大者可呈环状环绕尿道口，感染炎症严重时可能会出现脓血。

尿道肉阜如何治疗？

尿道肉阜是一种良性疾病，经过治疗可以痊愈，当发现尿道口有小肉瘤，有相关症状时不要担心，正视自己的疾病，及早就医，可及早去除病变。

1. 药物治疗

目前认为尿道肉阜可能与雌激素缺乏、局部抵抗力降低及慢性刺激、炎症有关。可以通过雌激素治疗，分为口服或外用治疗。小且症状轻微的尿道肉阜可以外用雌激素，有些患者局部使用雌激素治疗尿道肉阜可使病变很快缩小、消退，这也说明雌激素缺乏可能是尿道肉阜发生的重要因素之一。外用雌激素局部给药不良反应小，疗程短，疗效高。

2. 手术治疗

手术治疗方法较多，包括尿道外口黏膜环切术、激光、微波、冷冻治疗等，主要针对肉阜体积较大或经常出血者。目前尿道肉阜电切术反应轻、损伤小、治疗较彻底，是治疗尿道肉阜的较好方法。

尿道肉阜术后的注意事项有哪些？

（1）在术后第一周需要进行导尿处理。患者应当注意局部清洁与干燥，经常使用聚维酮碘擦拭尿道口。

（2）在术后要多卧床休息，不做剧烈活动。注意饮食清淡，避免食用辛辣、刺激性的食物。多食用富有粗纤维的食物，防止出现大便干燥或便秘。

（3）在术后 1 个月内要避免同房，以免出现伤口撕裂。

（4）在术后还需要在医生的指导下，使用抗感染药物进行治疗，预防出现感染。

（5）如出现尿道黏膜处血管破裂出血及其他不适情况，应当及时进行治疗。

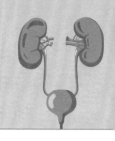

第七章
男性泌尿外科疾病

一、包皮过长，切还是不切

什么是包皮过长？

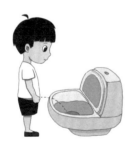

包皮过长是指阴茎在松弛状态下，包皮覆盖阴茎头和尿道口，但仍可上翻露出尿道口和阴茎头的现象。如果包皮不仅覆盖整个阴茎头，且包皮口狭小，包皮不能外翻，这种状态医学上称为包茎。

小儿包皮过长要注意保持局部的清洁卫生，经常或每日清洗包皮积垢，防止发生阴茎头炎症。如果阴茎头经常有炎症的刺激，可使包皮口缩小并与阴茎头粘连而形成后天性包茎。包皮过长一般不需手术治疗，当有包皮过长又合并有包茎时才需要手术治疗。

包茎分为先天性包茎和后天性包茎两种。正常情况下，婴儿出生时包皮与阴茎头之间粘连，后粘连逐渐被吸收，包皮退缩,阴茎外露。大多数包皮与阴茎头粘连可持续到青春期,随着阴茎的发育和勃起,包皮可自行向上退缩外翻而显露阴茎头。若粘连未被吸收,就形成了先天性包茎。后天性包茎主要是由于阴茎头包皮炎或阴茎头的外伤引起,包皮口瘢痕性挛缩失去弹性,包皮不能向上退缩而形成的包茎。后天性包茎不能自愈,必须行手术治疗。

什么情况下才需要做包皮手术?

包皮手术主要适用于包皮过长或包茎的患者,判断标准如前面所述:男性在自然状态下没有勃起时,阴茎头是否可以完全裸露。在自然状态下,阴茎头完全被包皮包住,这时就能诊断为包皮过长或包茎。包皮过长的危害很多,如容易诱发包皮阴茎头炎症,或容易诱发早泄。因此,如果患有包皮过长,建议尽早进行手术。包皮环切术是治疗包皮过长或包茎的小手术,即将多余的包皮切掉,使阴茎头能够裸露出来。术后需要用纱布包裹,并进行定期换药,一般7天左右可以拆线,1个月左右即可痊愈。

包皮手术有哪些类型?

包皮手术主要分为3种类型,包括传统的包皮环切术、包皮环切套扎术和包皮环切吻合术。

1. 传统包皮环切术

在临床中使用最为广泛的是传统的包皮环切术,具体的手术方法是把多余的包皮切除后,再用可吸收缝合

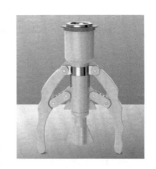

线进行缝合治疗。一般适用于：①包皮过长，包皮口较小；②包皮囊内或冠状沟积存包皮垢，或常伴发感染；③先天性包茎出现反复感染；④后天性包茎，多继发于阴茎头包皮炎；⑤嵌顿性包茎；⑥包皮良性肿瘤患者。

2. 包皮环切套扎术

使用包皮环切套扎器治疗包皮过长，主要是使用套扎器固定过长的包皮，使包皮坏死、脱落，治疗时间在 1 周左右。手术操作简单、无创伤，且手术瘢痕较小。

3. 包皮环切吻合术

使用包皮吻合器治疗包皮过长，所使用的器具是一些不可吸收的缝合钉，术后缝合钉拆除比较简单。

包皮手术的术前准备有哪些？

（1）在术前进行感染性疾病筛查及血常规、尿常规检查。

（2）备皮：在手术前 1 天自己刮去阴茎及阴囊的阴毛，洗澡。

（3）心理准备：在术前做好心理建设，就是一个小手术，不要紧张。

包皮术后常见的问题有哪些？

1. 术后切口出血

切口出血在术后 24 小时最为常见，主要由切口缝线及弹性绷带松脱、夜间勃起等引起。

如果出血量不大，如出血仅是染红部分纱布，可以不做特殊处理，常可自行止血。如发生切口出血不止，导致纱布染红的范围逐步增加或出现鲜血不断从纱布滴出，或出现患者不能确定伤口状况的情况，应立即就医。

2. 术后排尿问题

术后前 3 天由于创面包扎的关系可能会影响排尿，因此排尿时尽量身体前倾，尿道口竖直向下，避免尿液流到纱布上。但仍然有可能在排尿后仍有少量尿液从尿道口溢出，所以建议每次排尿后将尿道口残余的尿液用卫生纸或干布擦干，注意保持敷料清洁、干燥。如果纱布被尿液浸湿，建议及时换药；若条件不允许，也可暂时用吹风机将其吹干。

3. 术后切口裂开

包皮手术后 1 周内，尽量避免性刺激和性幻想、憋尿，避免由于阴茎反复勃起而导致伤口裂开，或者再出血。一般术后 1 个月内禁忌性生活，防止切口裂开或出血。伤口因个人情况的不同，愈合的时间也会不同。

4. 术后感染

包皮环切术后抗感染方面，由于阴茎血液供应好，抗感染能力比较强，普通的包皮手术术后一般给予抗生素抗感染治疗 7～10 天即可。包皮术后只要不感染，一般在 2～3 周内基本上都能够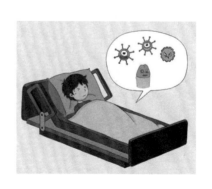愈合。阴茎头上面的结痂应让其自然脱落。

5. 术后包皮水肿

包皮术后短期内轻度水肿是正常现象，这是手术导致的机体反应。一般需要加压包扎 2～3 天以减轻术后水肿。如果水肿很轻或仅有腹侧水肿，一般不需要做特殊处理。

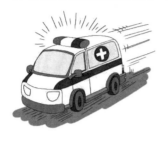

一般患者术后 4～8 周，包皮水肿会逐渐消退，但也会有少数患者术后包皮水肿时间较长，这是因为手术后原有循环被破坏造成的，需等新的循环建立之后水肿才会消失。经过一段时间的恢复，一般均可自行消退，但有些需在术后配合加压包扎治疗。

6. 术后紧急情况

若包皮手术后出现伤口部位异常肿大、阴茎头变紫发暗、纱布上出现大量渗血、创面感染等情况，应立刻回医院复诊。如因包扎过紧引起排尿困难，或出现水疱、严重水肿，或阴茎头青紫淤血，也应立即来医院治疗。

患者术后康复有哪些注意事项？

（1）术后最好休息 1～2 天，可以卧床休息。尽量少走动，以防术后活动导致出血。

（2）一般 3 天后换药一次。

（3）术后一般除了使用抗生素外，还应服用防止勃起与止痛的药物。

（4）术后可能出现阴茎头部不适，这是正常现象。一般过一周左右这种感觉就可逐渐消失。

二、精索静脉曲张，男性不育的头号"杀手"

什么是精索静脉曲张？

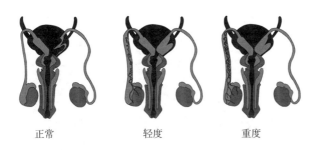

正常　　　　　　　　轻度　　　　　　　　重度

精索静脉曲张是一种血管病变，指精索内蔓状静脉丛的异常扩张、伸长和迂曲，可导致疼痛不适及进行性睾丸功能减退，是男性不育的头号"杀手"。因其可导致相关的阴囊疼痛不适、不育与睾丸萎缩等而广受关注。精索静脉曲张是常见的男性泌尿生殖系统疾病，多见于青壮年。

精索静脉曲张有哪些常见症状？

（1）阴囊肿胀：由于血液淤滞在曲张的精索静脉丛内，导致阴囊看起来较肿胀。

（2）阴囊局部坠胀不适或坠痛感：患者感觉到阴囊区域隐痛，有时这种隐痛感可放射到同侧腹股沟（即大腿根部）、下腹部、腰部及会阴部，劳累或久站后加重，平卧休息后症状缓解。

（3）可伴有高热、恶心、呕吐、白细胞升高等，如发现下列这些常见症状需要提高警惕：①睾丸异常；②精子精液异常；③男

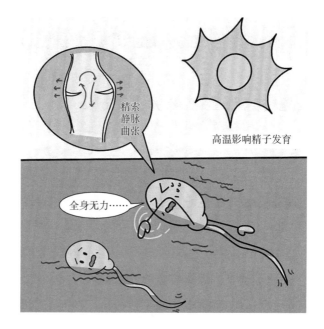

高温影响精子发育

性不育；④其他症状：如睾丸大小不一、性功能减退等。

精索静脉曲张的病因有哪些？

1. 原发性精索静脉曲张

（1）发育不全：可能与精索静脉瓣缺如或功能不良导致血液反流以及精索静脉管壁及周围结缔组织薄弱有关。

（2）不良的生活习惯：如饮食不规律、经常便秘、经常熬夜、过度劳累、经常穿紧身衣裤等。

2. 继发性精索静脉曲张

由于肾肿瘤、腹腔内或腹膜后肿瘤，左肾静脉或腔静脉瘤栓阻塞、盆腔肿瘤、巨大肾积水、异位血管压迫上行的精索静脉等。

精索静脉曲张如何治疗?

原发性精索静脉曲张的治疗应根据有无临床症状、静脉曲张程度以及有无并发症等选择治疗方案。治疗方法包括一般治疗、药物治疗和手术治疗。轻度无症状者无须治疗;症状轻且没有并发不育症者可保守治疗;症状明显或已引起睾丸萎缩、精液质量下降或造成不育者则应积极手术治疗。

1. 药物治疗

对于静脉曲张程度轻、阴囊坠痛等临床症状不明显、精液质量未见明显异常的患者可以先采用药物治疗。主要包括七叶皂苷类、黄酮类、非甾体抗炎药等针对精索静脉曲张的药物,改善症状的其他药物,改善精液质量的药物。

2. 手术治疗

目前精索静脉曲张手术方式包括:①开放性精索静脉高位结扎术;②腹腔镜下精索静脉高位结扎术;③显微镜下精索静脉结扎术;④精索静脉介入栓塞术。

精索静脉曲张患者术前需要做哪些准备?

(1)术前做好各项检查,进行各种生化检查及心电图、胸部X线透视、凝血检查,做好皮肤准备,并清洗外阴部。

(2)术前做好个人卫生,如洗头、洗澡等。注意休息,预防感冒。

(3)术前做好肠道准备,术前8~12小时禁食、禁水。

精索静脉曲张患者出院后有哪些注意事项?

(1) 术后1~2周适当抬高阴囊,多躺少站;术后2~3周建议穿紧身内裤或阴囊托。成人术后2~4周不宜进行性生活。

(2) 避免长时间久站。3个月内不宜进行跑步、打球、长距离骑车、登山等剧烈活动及重体力劳动。

(3) 注意饮食,补充营养。禁烟酒,饮食清淡,不吃辛辣食物,适当多食用富含维生素的蔬菜、水果。

(4) 养成良好卫生习惯,保持清洁,避免感染。每天对包皮、阴囊进行清洗,避免穿透气性差的裤子等。

如何预防精索静脉曲张?

(1) 应勤换内裤,并穿着透气性好的内裤。

(2) 合理膳食,少吃辛辣、刺激性食物,平时应吃清淡的饮食。

(3) 劳逸结合,避免过长时间负重站立。

(4) 如出现阴囊坠胀不适、有明显异常,应及时到医院诊治。

三、阴囊佩吉特病,阴囊"湿疹"需警惕

什么是阴囊佩吉特病?

阴囊佩吉特病又称阴囊湿疹样癌、阴囊炎性癌,是一种临床上较为少见的阴囊恶性肿瘤,一般多发生在50岁以上中老年男

性,病程较长,进展缓慢。临床上常被误诊为阴囊湿疹、皮炎或股癣等而延误治疗。

本病病因尚不明确,发病机制目前比较公认的学说有:①根据佩吉特细胞与汗腺细胞在超微结构和组织化学方面的相似性,以及该疾病多发于大汗腺分布较多的区域,认为该疾病为汗腺癌在表皮内的转移。②佩吉特病与鲍温病的组织学特点类似,可能也是一种特殊类型的皮肤原位癌,随病程进展几乎侵犯表皮全层以及下方的汗腺导管或乳腺导管。③认为佩吉特细胞起源于胚胎细胞的恶性肿瘤,肿瘤与相邻表皮之间有一高危发病区,但佩吉特病一般病程较长、转移发生晚、预后较好的特点与其不甚吻合。

阴囊佩吉特病为什么易被误诊?

(1)本病进展缓慢,发病初期非特异性的临床表现(如局部红斑、瘙痒)与阴囊湿疹、皮炎等疾病极为相似。

(2)本病临床上较为少见,部分首诊医生对其认识不足,且部分患者按湿疹、皮炎治疗后不适症状及皮损暂时减轻,造成好转的假象。

(3)长期站立、反复摩擦、继发感染及胡乱用药而导致临床表现各异,难以诊断。

阴囊佩吉特病有哪些临床表现?

发病初期表现为阴囊局部皮肤发红,粗糙,伴有瘙痒及小水疱样皮疹,逐渐出现局部糜烂、破溃等,表面渗出经久不愈,皮损面积逐渐增大,继发感染时可有恶臭,或者局部结痂或脱屑;经数月或数年后局部皮肤逐渐增厚,呈橘子皮样改变,略高于周围正常皮肤。表面可见颗粒状炎性结节,病灶界限较清晰,可有色素沉着。病变可扩大而累及阴茎、会阴及腹股沟处皮肤,部分可出现一侧或双侧腹股沟淋巴结肿大。

阴囊佩吉特病如何治疗?

阴囊佩吉特病的首选治疗方法为手术治疗——阴囊皮肤局部扩大切除术,必要时可切除同侧睾丸。对有可疑淋巴结转移者行预防性腹股沟淋巴结清扫术。本病对化学治疗、放射治疗均不敏感,范围较小者,尝试用激光治疗也会取得一定的疗效。对拒绝手术或不能手术者,5-氟尿嘧啶软膏局部外敷可以缓解症状,但不能完全治愈。

阴囊佩吉特病术后效果如何?

阴囊佩吉特病癌细胞的恶性程度低,多不发生转移,故大多数阴囊佩吉特病患者手术后预后良好。多数患者可通过手术治愈,术后复发率为 $15\%\sim33\%$,复发的患者中约有 10% 可进展为浸润癌甚至发生转移。少数患者伴有区域淋巴结转移或远处转移,这样的患者预后不良,术后生存时间很少超过 5 年。

患者术后注意事项有哪些?

(1) 合理饮食,可以吃高热量、清淡、易消化食物,多食新鲜水果、蔬菜,少食生冷、油腻、辛辣刺激性食物,保持大便通畅。

(2) 注意个人卫生,保持皮肤干燥、清洁,避免搔抓,防止出现皮肤破损造成感染。

（3）规律作息,保证充足睡眠,避免过度劳累,养成良好生活习惯。

（4）适当进行体育锻炼,有助于增强体质,提高机体免疫力。

四、尿道下裂,"下水道"开口异常

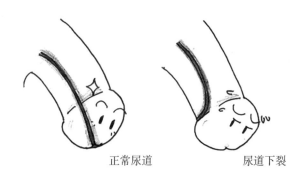

正常尿道　　　　　　尿道下裂

什么是尿道下裂?

尿道下裂是指男性的尿道口不是开在阴茎的最前端,而是位于阴茎头下方、阴茎腹侧、阴茎根部或会阴部,多数病例伴发生殖器下弯。

尿道下裂大部分为多基因遗传病,是小儿常见的先天性阴茎发育畸形。阴茎筋膜和皮肤在孕期8～14周发育过程中未能在阴茎腹侧正常发育,尿道沟融合不全时可形成尿道下裂,同时尿道海绵体也发育不全,在尿道下裂的远端形成索状,常伴有阴茎弯曲和睾丸下降不全(隐睾),有的男孩须蹲位排尿,更有的难辨男女,给家庭带来极大痛苦。

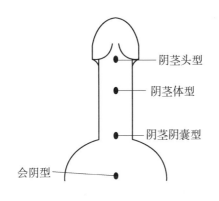

阴茎头型

阴茎体型

阴茎阴囊型

会阴型

根据尿道口的部位,可将尿道下裂分为阴茎头型、阴茎体型、阴茎阴囊型和会阴型。一般来说,异位的尿道口离正常阴茎头部尿道口的距离越长,阴茎弯曲的角度越大,患者的病情越严重。

尿道下裂常见症状有哪些?

（1）尿道开口位置异常:尿道口位于阴茎头以外的位置。

（2）阴茎向下弯曲。

（3）包皮分布异常。

（4）阴囊异常:当尿道下裂严重时,阴囊被分裂为左右 2 个,甚至出现阴囊在阴茎上方的情况。

（5）排尿异常。

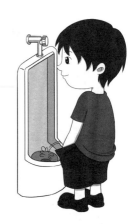

尿道下裂如何治疗?

目前,尿道下裂主要通过手术治疗,尿道下裂的手术主要有阴茎弯曲矫正术和尿道成型术。1～3 岁是比较适合的手术年龄。

1. 阴茎弯曲矫正术

阴茎弯曲矫正术适用于双侧阴茎海绵体发育不对称、尿道下裂和阴茎硬结症等导致的阴茎弯曲。

2. 尿道成型术

尿道成型术适用于尿道狭窄段较长、多次手术切除尿道而致使尿道严重缺损、不能用尿道扩张术和尿道吻合术治疗者。

尿道下裂患者出院后有哪些注意事项?

1. 出院后门诊复诊计划

根据医生要求,定期复查,通常在术后2周、1个月、3个月、6个月、12个月至门诊复查,评估是否有并发症,以及是否需要再次手术。复查内容包括体格检查、血常规、尿常规等,有条件者可进行尿流率检查。

2. 遵医嘱按时用药

带管出院患儿需常规口服抗生素,持续至拔管以后2～3天。

3. 饮食注意事项

多饮水,日常饮食以易消化和高营养饮食为主,避免进食刺激性食物(如辣椒等),保持大便通畅。

4. 导尿管护理

保持导尿管通畅,避免尿管折弯、堵塞、脱落等影响尿液引流的情况发生,且保持集尿袋低于膀胱位置。术后出现尿液颜色偏红、尿道口少量渗血或尿液从尿道口导尿管旁流出属于术后正常现象,但是如果伤口或尿道口持续渗血或引流管堵塞不通,则需及时来院就诊。

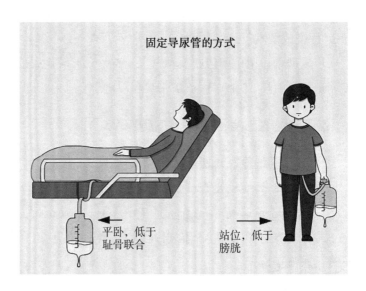

固定导尿管的方式

← 平卧，低于耻骨联合

→ 站位，低于膀胱

5. 伤口护理

保持手术伤口干燥清洁和尿道口清洁，每日 2 次清洗伤口（早晚各一次），可用医用棉签或棉球蘸取药液后轻轻擦拭伤口。如果伤口轻度红肿可加金霉素眼膏、莫匹罗星软膏等抗感染的软膏外用。理论上术后 1 周可以淋浴，但浴后必须将会阴部擦拭干净。若出现伤口处糜烂、破溃、化脓、皮肤变黑或有异味应及时来院就诊。对出院时阴茎仍有纱布或敷料包扎的患儿，需在出院后 3～5 天内到门诊将包扎敷料去除。

6. 拆线

切口手术缝线均为可吸收缝线，术后 1 个月左右多会自行脱落，无须拆线。但是固定尿管的阴茎头牵引线需要在拔管时一并拆除。若发现创口处有透明线头外露，一般应待其自行脱落，切忌拉扯。

7. 排尿情况观察

拔除导尿管后需经常观察患儿排尿情况,如出现尿线变细、排尿费力(特别是排尿的同时有大便排出)、排尿时尿液从尿道口以外的地方流出或排尿时阴茎腹侧有包块隆起,则需及时来院就诊。

8. 运动

术后需停止剧烈运动及骑跨型玩具3周。根据医生建议,进行适当的体育锻炼。

五、鞘膜积液,一大一小的"蛋蛋"

什么是鞘膜积液?

鞘膜积液是一种比较常见的泌尿外科疾病,可发病于任何年龄段,通过查体会发现患儿阴囊一边大一边小,鞘膜内液体异常,超过正常范围,形成囊肿。根据鞘状突闭合的位置不同,常常将鞘膜积液分为睾丸鞘膜积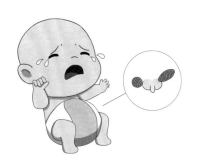液、精索鞘膜积液、混合型鞘膜积液、睾丸精索鞘膜积液(婴儿型)、交通性鞘膜积液(先天性)5种类型。

鞘膜积液是泌尿外科比较常见的一种疾病,发病年龄段很广,对于2岁以内的患儿,鞘膜积液可能会自行消退,不需要人为干预。2岁以后,如果患儿的鞘膜积液仍未消失,则自愈的可能性较低,需手术治疗。

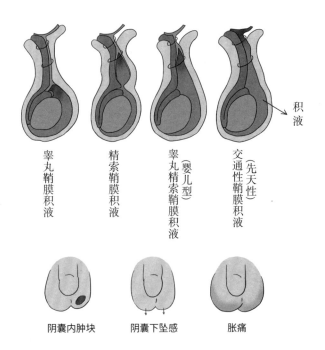

积液

睾丸鞘膜积液

精索鞘膜积液

睾丸精索鞘膜积液(婴儿型)

交通性鞘膜积液(先天性)

阴囊内肿块　　阴囊下坠感　　胀痛

鞘膜积液的临床表现有哪些?

鞘膜积液在临床上常常被分为5种类型。患儿出现鞘膜积液,最明显的症状就是某一侧的阴囊会变大,鞘膜积液的临床表现以一侧多见,阴囊内有囊性肿块,呈慢性无痛性逐渐增大。少量积液可无症状;当积液量逐渐增多,患侧阴囊可有下坠感、牵拉感或胀痛。若积液巨大,阴茎缩入包皮内,可影响排尿、性生活和行走。鞘膜积液查体时,类型不同,表现各异。

1. 睾丸鞘膜积液

睾丸鞘膜积液是比较多见的一种,鞘状突闭合十分正常,但是睾丸内鞘膜内积液积聚增多。睾丸鞘膜腔内有较多积液,呈卵圆形或球形,表面光滑,有囊性感,无压痛,睾丸与附睾触摸不清,透光试验阳性。

2. 精索鞘膜积液

精索鞘膜积液的主要特点是鞘状突两端出现闭合,精索部分形成局限性鞘膜积液,然后两端还会出现不通的状况。一般积液位于阴囊内睾丸上方或腹股沟内,呈椭圆形或梭形,表面光滑,随精索移动,透光试验阳性,下方可触及睾丸与附睾。

3. 交通性鞘膜积液

交通性鞘膜积液主要特点为鞘状突完全开放,然后液体通过通道流向睾丸鞘膜腔内,液体随之改变而流动。积液量与体位有关,平卧位积液量减少或消失,站立位时增多,可触及睾丸和附睾,透光试验阳性。

4. 精索睾丸鞘膜积液

鞘状突仅仅在内环处出现闭合,精索部没有闭合甚至还会和睾丸鞘膜腔相通。鞘状突在内环处闭合,精索处未闭合,与睾丸鞘膜腔相通,外观多呈梨形,位于阴囊内,睾丸与附睾触摸不清,外环口因受压扩大,但与腹腔不相通。

5. 混合型鞘膜积液

睾丸与精索鞘膜积液同时存在,互不交通,可并发腹股沟疝或睾丸未降等。

需要注意的是,鞘膜积液症状与疝气非常相似,只不过疝气进入鞘膜腔的是大网膜或肠管,且疝气如果发生嵌顿,会引起肠坏死,所以家长发现孩子阴囊肿大时,要到医院检查,明确是疝气还是鞘膜积液。

鞘膜积液有什么危害?

(1) 睾丸周围的鞘膜积液压迫睾丸,影响血液循环和温度调节,严重者可引起患侧睾丸发育不良或萎缩,影响生精功能。

(2) 鞘膜积液过大,会影响性生活。

(3) 对于继发于结核、睾丸炎等疾病者,很可能降低患儿成年后的生育能力。

鞘膜积液如何治疗?

(1) 初生婴儿睾丸鞘膜积液常在 2 岁前自行消失,故不急于进行治疗。若 2 岁后尚不消失,则行穿刺抽液,多数经抽吸后,不再复发。此法不适用于成年人。

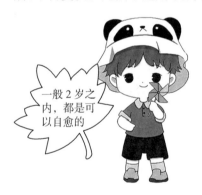

一般 2 岁之内,都是可以自愈的

(2) 手术治疗:多数医院对鞘膜积液皆用手术治疗,一般分为 2 种手术,即鞘膜完全切除术和鞘膜翻转术。精索鞘膜积液可将积液的包囊完整剥除。如剥除困难,亦可剪开囊壁,做翻转缝合术。

鞘膜积液患者手术前后有哪些注意事项?

1. 术前准备

(1) 进行各种生化、胸部 X 线透视、凝血功能检查,了解身体状况,以及预防性应用抗生素。

(2) 做好皮肤准备,剃净体毛,清洗外阴部。

2. 术后康复

（1）饮食：进食易消化、富含纤维的软食，并注意多饮水，多吃蔬菜、水果、蜂蜜水。因患儿卧床时间较长，肠蠕动慢，水分被吸收引起大便干燥，易发生便秘。

（2）活动：鞘膜积液术后应平卧3～5天，不宜过早取半卧位，以免增加腹压影响手术部位的愈合。若取半卧位，膝下应垫一软枕，以松弛腹肌，减轻腹部张力，术后一般5～7天可下床活动。

（3）尽量避免患儿哭闹，以免增加腹压影响手术部位的愈合。定期换药，观察切口有无渗血、渗液。注意保暖，防止受凉引起咳嗽。

（4）伤口护理：保持伤口敷料干燥，被浸湿时应及时通知医生更换，防止切口感染，伤口疼痛剧烈时，可通知医生给予止痛剂止痛。

如何预防鞘膜积液？

（1）注意个人卫生：保持会阴部位的清洁，穿着透气性好的内裤。

（2）多饮水。

（3）多锻炼，有助于身体抵抗力的提高。

（4）不要憋尿。

六、睾丸扭转，伤不起的"蛋蛋"

什么是睾丸扭转？

睾丸扭转，又称精索扭转，是指由于睾丸和精索本身的解剖

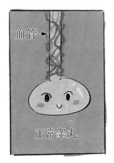
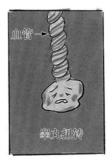

血管 → 正常睾丸

血管 → 睾丸扭转

异常或活动度加大而引起的精索沿纵轴旋转,继而引起睾丸缺血、坏死的病症。睾丸扭转一般需要紧急处理,若是发现不及时,严重者可能因为缺血坏死而永远地失去"蛋蛋"。

睾丸扭转可以发生在任何年龄,但最多发生在青春期,左侧比右侧多见,可能与左侧精索略长有关,方向多由外向内,40%可发生于安静状态及夜间睡眠中。

睾丸扭转有哪些类型?

根据扭转部位,睾丸扭转分为鞘膜内、鞘膜外和睾丸附件扭转3种类型。

1. 鞘膜内型

鞘膜内型临床上比较多见,好发于青春期或青壮年,有一半的年轻人可在睡梦中发生睾丸扭转。

2. 鞘膜外型

这一类型比较少见。鞘膜外型多见于新生儿或1岁以内婴幼儿,主要因为睾丸与阴囊连接部分发育不全,不能牢牢固定而致扭转。

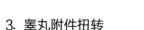

3. 睾丸附件扭转

这一类型缺乏特异性特征，许多基层医院或非专科的医生将相当一部分患者误诊为急性睾丸炎。

睾丸扭转有哪些临床表现？

典型的临床表现是一侧阴囊突然发生持续性剧痛，儿童一般表现为疼痛逐渐加重，常伴有恶心、呕吐，无发热，疼痛一般也不放射到腹股沟或下腹部。

患者可能有疼痛发作但又自然消失的经历，检查会发现睾丸局部红肿、摸上去疼痛。由于扭转导致精索缩短，提睾肌痉挛，所以睾丸被牵向上方或呈横位，这是睾丸扭转的特异性表现之一。

睾丸扭转一般症状较为缓和，或在一两天内症状加重，也有表现为剧烈疼痛而急性发作的患者，常表现为阴囊部突发性钝痛，亦可为绞痛，疼痛程度不一，恶心、呕吐等全身症状较轻。

睾丸扭转如何治疗？

由于睾丸对缺血极为敏感，一旦扭转，睾丸将很快产生不可逆的功能损害，所以应尽早解除梗阻。若发现与睾丸扭转类似的症状，一定要及时就医。经过医生诊断确定为睾丸扭转后要立即治疗，迅速恢复血管的通畅，挽救睾丸。对没有确诊但是高度怀疑睾丸扭转的患者也应该及时手术探查，不能因为浪费宝贵的时间而造成不可挽回的后果。

扭转6小时内，睾丸一般可以100%手术复位成功。扭转6～12小时的患者，70%可复位成功。超过12小时者仅有20%

复位成功的概率。少数病例在手术过程中可见扭转的睾丸已自动复位。

一般认为，扭转未超过 10 小时，有 50％ 的概率睾丸能恢复正常功能，超过 24 小时者均不可能恢复其正常功能。无法恢复血液循环的睾丸会发黑、坏死，这时候就要对扭转的睾丸进行切除，否则会影响对侧另一个睾丸的生精功能。

如何预防睾丸扭转？

由于睾丸扭转的确切原因尚不明确，所以要想从根本上来预防此病比较困难。应尽量避免一些可疑的致病因素，可在一定程度降低本病的发生率。可以通过改变自己的行为或生活方式，避免得病或复发。具体应注意以下几点。

（1）进行剧烈运动和抬举重物时注意姿势正确，用力不要过猛，防止发生拉伤。

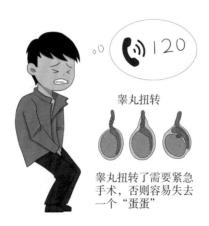

睾丸扭转

睾丸扭转了需要紧急手术，否则容易失去一个"蛋蛋"

（2）睡觉时尽量平躺、坐姿端正不跷腿，避免压迫睾丸。

（3）注意保暖，控制睾丸周围裆部的温度，避免睾丸温度

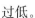

过低。

（4）另外一些因素虽然很难改变，但注意如下事项，也有助于避免复发或远离疾病：男性要重视睾丸肿胀、疼痛等症状，及时去医院泌尿外科进行诊治，避免延误治疗。患儿如果出现无故哭闹、烦躁，不能哄好的情况，应及时带到医院检查。

七、勃起功能障碍，让许多男性有"头"难抬

什么是勃起功能障碍？

勃起功能障碍又称阳痿，是男性性功能障碍的一种，指的是在性生活中有正常的性欲冲动且受到有效的刺激，但是由于自身原因不能维持足够的阴茎勃起，从而无法完成性交，这种现象持续时间 3 个月以上，即可确诊为勃起功能障碍。功能器官退化、心理压力过大、不良性经历、心脑血管基础疾

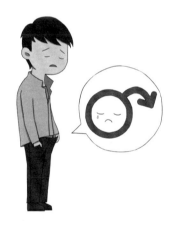

病等，都可引起勃起功能障碍。久而久之会影响夫妻之间正常的生活，造成心理及感情等方面的不良后果，需要及时进行干预。

勃起功能障碍症状主要表现在性交过程中不能长时间维持足够的阴茎勃起或者完全无法勃起。

勃起功能障碍诊断依据：一般要了解患者的性生活史，既往

相关基础疾病史,有无手术外伤史和一定的心理社会史,尤其是性启蒙或初次性经历等,这对勃起功能障碍的首次确诊十分重要。就医过程中还需要进行相关的实验室检查来进行辅助诊断,如夜间阴茎勃起试验等。通过国际勃起功能指数评价问卷调查表,来判断勃起功能障碍的严重程度。

勃起功能障碍的病因有哪些?

1. 心理性勃起功能障碍

心理性勃起功能障碍主要是由心理因素造成的勃起功能障碍,比如精神压力较重、紧张焦虑或自卑抑郁、与性伴侣的交流不畅等。再者就是曾经有过不好的性经历,对此有阴影或抗拒等。我国的未成年人性教育不普及,导致性知识的缺乏也是一个比较常见的因素。

2. 器质性勃起功能障碍

此种情况的患者大多患有其他疾病,如冠心病、高血压病、糖尿病、甲状腺功能障碍等一些会影响身体功能,尤其是影响血管功能的疾病。心脑血管疾病(如高血压病、冠心病等)、神经精神疾病(如抑郁症、精神压力过大等)、内分泌疾病(如糖尿病、甲状腺功能异常等)、泌尿生殖系统疾病、肝肾功能不全、肥胖等基础疾病,会加大本病的发生风险。此外,因手术造成的外伤,或器官本身就有先天性不足而引起神经的损伤也可导致器质性勃起功能障碍,如前列腺增生切除术等下腹手术,后期恢复不当,就会导致勃起功能障碍。

3. 混合性勃起功能障碍

以上两种情况同时存在,共同致病。

哪些因素可能诱发勃起功能障碍?

1. 年龄因素

年龄的增大常伴随着器官功能的退化,如果保养不得当,就会诱发本病。

2. 不良生活习惯

如吸烟、酗酒、吸毒、熬夜等。

3. 药物因素

如使用降压药、心脏用药、抗抑郁药、精神疾病用药、激素类药、降糖药、抗胆碱药等均可能诱发本病。

哪些人容易患勃起功能障碍?

(1) 40 岁以上男性。

(2) 有心血管病、高血压病、糖尿病、肝肾功能不全、高血脂、肥胖、内分泌疾病、神经疾病、泌尿生殖系统疾病等相关疾病的男性。

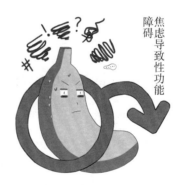

焦虑导致性功能障碍

(3) 心理精神压力较大或曾患有抑郁症、焦虑症等精神疾病的男性。

(4) 曾经有过外伤手术史的男性,尤其是腹部以下部位的外伤或手术史。

(5) 长期酗酒、嗜烟、吸毒、熬夜等不良生活行为的男性。

(6) 曾经有过不良性经历,或对性知识缺乏的男性。

怎么知道自己患有勃起功能障碍?

（1）根据勃起障碍的典型症状以及症状维持的时间来自我确认。

（2）如果勃起功能异常只出现一次，或者症状出现时间不足 3 个月的，不要太过紧张，有可能是暂时的。性生活中勃起功能障碍出现的时间较短，且没有影响日常工作和生活的人群，需要在医师的指导下进一步确认。如果严重影响到了日常生活和工作，并且生理、心理出现异常，需要及时就诊。

（3）患有冠心病、糖尿病等容易同时并发勃起功能障碍的疾病时，需要及时就诊，确认是否患有勃起功能障碍。

（4）具体确诊需要到正规医院进行检查。

（5）其他症状：性交过程中进入阴道不够顺利或者疲软，不足以支持射精。

勃起功能障碍如何治疗?

1. 药物治疗

在医师的指导下服用口服药物或局部用药，如在阴茎海绵体内注射血管活性药物前列腺 E_1，疗效显著（可达 80%），但因为不良反应较多，临床应用较少。

经尿道给药，局部外用前列腺素 E_1 乳膏，疗效显著（可达 75%），但有局部疼痛、低血压等不良反应。或者尿道内应用前列地尔。

2. 手术治疗

膨胀性阴茎假体植入：器官严重退化的患者，可采用人工阴茎假体植入的方法来达到人为阴茎勃起的效果。这种方法价格高昂，且对医师的专业技能要求非常高。

3. 中医治疗

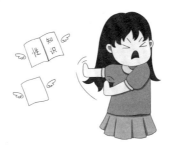

中医方面认为导致勃起功能障碍的根本原因是肝肾亏虚，湿热、气滞、血瘀是造成肝肾亏虚的重要因素，因此可以采用中药内服或针灸等进行综合治疗。

4. 心理治疗

主要是进行心理疏导和性生活指导。

（1）心理疏导：性生活不满意，很容易造成患者的自尊严重受挫，严重危害患者的心理健康，所以心理疏导很有必要。要使患者增加对疾病恢复的自信心，与医生及伴侣建立信任。给予正确的疾病介绍和健康教育。增加患者的幸福感和自尊心。

（2）性生活指导：最好是性伴侣双方共同参与，适当增加对性生活的关注度，适当学习一些有助于提升性欲的性技巧。

5. 其他治疗

如真空勃起装置，是利用真空装置造成血管内的负压状态，将血液引进阴茎海绵体以达到阴茎勃起的目的。

勃起功能障碍能否治愈？

部分男性在解决造成勃起障碍的诱因，对症下药后就可以治愈了。但是如果已经造成不可逆伤害的,治疗效果就不是很理想。

有望获得治愈的3种类型:

(1)与激素缺乏有关的勃起功能障碍:通过补充缺少的激素可以恢复功能。

(2)心理或精神原因有关,但无器质性因素的勃起功能障碍:通过心理精神治疗可以恢复功能。

(3)创伤后血管损伤,未达到不可逆程度的年轻患者:可通过手术治疗恢复功能。

勃起功能障碍患者日常饮食有哪些注意事项?

(1)减少高脂肪饮食的摄入,如食用肥腻的肉制品、含有脂肪较多的动物内脏等。但也要注意脂肪的合理摄入,脂肪摄入量不足时,男性性欲也会降低。

(2)清淡富有营养的食物,注意荤素搭配均衡,减少酒精摄入,合理饮食,不暴饮暴食。

(3)同时患有其他疾病的人群需要注意相关饮食的限制摄入,如糖尿病患者要减少糖分的摄入,高血压患者要减少盐分的摄入。

(4)每日补充适量的膳食纤维和维生素,多吃玉米、红薯等粗粮以及新鲜的水果、蔬菜。

(5)性生活的和谐是由性伴侣双方之间的和谐构建的,所以在治疗的同时,彼此间应该坦诚相待,对性伴侣不应有抗拒或隐瞒,需要双方一起努力,建立信任和自信,共同克服。

(6)性功能障碍除了对身体的影响外,最主要的还是对心理精神的影响,所以患者需要树立能够战胜疾病的信心,减少由于不自信而产生的焦虑和紧张。

（7）合理运动,科学锻炼,保证身体健康。

勃起功能障碍如何预防?

（1）要纠正日常的不良习惯,戒烟、戒酒,调整正常的作息时间。合适的运动锻炼,纠正日常血压、血糖水平。

（2）确诊相关基础疾病的人群还需要遵照医嘱,积极治疗和控制基础疾病,降低并发勃起功能障碍的风险。

（3）保持身心愉悦,学会缓解压力,不要有长期的精神紧张和过度疲累。

（4）与性伴侣之间和谐沟通,适当学习一些性知识和性技巧,提高自信心。

八、前列腺炎,中年男性的难"炎"之痛

什么是前列腺炎?

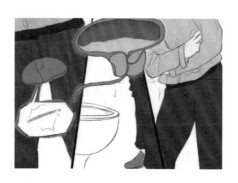

前列腺炎是指在病原体和(或)某些非感染性因素作用下引

起的前列腺炎症性疾病,是成年男性的常见疾病,几乎 50% 的男性在一生中的某个时期都会受前列腺炎的影响,发病年龄的高峰期为 40~50 岁,其发生率占泌尿外科门诊患者的 8%~33%。其临床症状为尿频、尿急、尿痛,排尿时尿道不适或灼热,会阴部、下腹部隐痛不适,阳痿、早泄、遗精或射精痛等性功能减退症状。前列腺炎虽然不直接威胁患者的生命,但严重影响患者的生活质量,给患者造成巨大的经济压力和精神困扰。前列腺炎分为急性前列腺炎和慢性前列腺炎,大部分为慢性前列腺炎。

前列腺炎的病因有哪些?

前列腺炎的发生主要和以下因素有关。

(1)前列腺非正常充血,如性生活过频、过度节制、频繁自慰,久坐,盆底肌肉长期挤压(如长时间开车、骑自行车等),酗酒,嗜食辛辣刺激性食品,感冒等。

(2)病原微生物感染:有很多病原体(如细菌、支原体、衣原体等)可引发前列腺炎。男性排尿时尿液要经过前列腺,尿液中的细菌可以直接感染前列腺。治疗前列腺炎要夫妻同治,男性前列腺炎反复发作、久治不愈时,其妻子也应该检查是否有泌尿系或生殖系的感染。

(3)精神焦虑、抑郁和恐惧:常因不了解前列腺炎,患病后产生很重的心理负担,从而夸大了躯体不适症状的程度和范围,对治疗产生很严重的负面影响,加重病情。

如何治疗前列腺炎?

目前,对于慢性前列腺炎,有多种治疗方法。

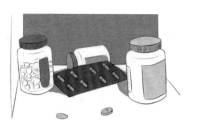

（1）药物治疗：消炎药及止痛药、非甾体抗炎药可改善症状，一般使用吲哚美辛口服或直肠给药；中药使用消炎、清热、解毒、软坚药物亦可收到一定效果。对于有细菌感染者，可以使用抗生素。

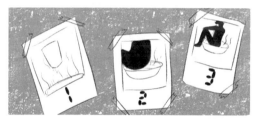

（2）物理治疗：微波、超短波、射频和热水坐浴对松弛前列腺、后尿道平滑肌及盆底肌肉，加强抗菌疗效和缓解疼痛症状有一定好处。除了上述物理治疗方法之外，还有一个更为简便易行的方法——前列腺按摩，它可排空前列腺管内浓缩的分泌物以及引流腺体梗阻区域的感染灶，因此对顽固病例可在使用抗生素的同时做前列腺按摩，前列腺按摩时用力不宜过大，按摩时间不宜过长，也不宜过于频繁，以每周1次为宜。需要注意的是，急性前列腺炎不宜进行前列腺按摩。

（3）手术治疗：有些前列腺增生患者伴有慢性前列腺炎，在手术切除增生的前列腺同时一并切除炎症组织，对慢性前列腺炎的症状缓解有一定效果。

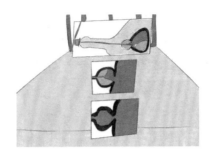

如何预防前列腺炎？

（1）多饮水，不憋尿：多饮水可以帮助冲洗尿道，减缓细菌的生长，缓解不适的感觉。憋尿容易导致膀胱过度充盈，减弱膀胱逼尿肌张力，影响前列腺、膀胱健康。因此，前列腺炎患者需注意及时排尿，切勿憋尿。

（2）内裤应柔软、宽松、透气，这样才利于私处的健康，只有私处通风、透气才不会滋生细菌。

（3）清淡饮食：饮食不当可造成前列腺炎，喜欢吃辛辣刺激性食物的人患前列腺炎的概率较高，所以在饮食上宜多吃一些新鲜的蔬菜、水果。

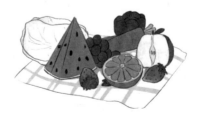

（4）忌久坐，避免长时间骑车，适当运动锻炼，推荐每天进行慢走、慢跑、深蹲等锻炼方式，有助于改善体质并促进全身的血液循环。

（5）规律性生活，不能忍精不射，不要频繁自慰，避免不洁性交。

（6）前列腺炎患者需要坚持治疗，治疗期间不要随便换药或更换治疗方法，因为症状的缓解常需一段时间，早期治疗要维持2周以上，某些感染要治疗8～12周。如果随便换药，易致菌群失调或产生耐药，导致治疗的不彻底。

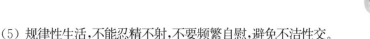
九、良性前列腺增生，"十个男人九个大"

什么是前列腺增生？

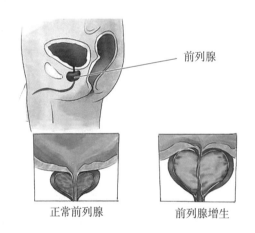

前列腺

正常前列腺　　　前列腺增生

前列腺在青春期前很小，性成熟期迅速生长；老年人前列腺正常组织逐渐退化，腺内结缔组织增生，形成前列腺增生，又称前列腺肥大。增生腺体位于膀胱颈，压迫尿道，可使尿路梗阻，引起尿频和排尿困难，严重影响患者的生活质量，是中老年男性的常见疾病，又称良性前列腺增生。

据统计，60岁以上前列腺增生发病率为50％～60％，70岁以上为 70%～90%。真可谓"十个男人九个大"。

良性前列腺增生的病因是什么?

良性前列腺增生是很多老年男性不可忽视的健康问题,其发病原因主要有以下几点。

(1)前列腺炎未彻底治愈,或尿道炎、膀胱炎等,使前列腺组织充血而增生。

(2)过度性生活和自慰,使性器官充血,前列腺组织因持久淤血也会使前列腺增生。

(3)憋尿时间过长,饮水量减少会使尿液浓缩、排尿次数减少,导致尿内毒素沉积,尿液内的有害物质可损害前列腺。

(4)经常酗酒或长期饮酒,嗜食辛辣等刺激性食物,可刺激前列腺增生。

(5)缺乏体育锻炼、久坐等可使前列腺局部血液循环不良,也会导致本病。

良性前列腺增生的临床表现有哪些?

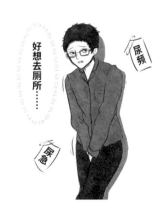

(1)尿频、尿急:尿频是前列腺增生的早期信号,尤其夜尿次数增多更有临床意义。一般来说,夜尿次数的多少往往与前列腺增生的严重程度相关。原来不起夜的老人出现夜间 1～2 次的排尿,常常是早期症状,而从每夜 2 次发展至每夜 4～5 次甚至更多,说明病情加重。当下尿路梗阻时,部分患者有尿急或尿失禁,如伴有感染,尿频会更加明显,且伴有尿痛。

（2）排尿困难:是最主要的临床表现,表现为排尿等待,当感到有尿意时,要站在厕所里等好一会儿,小便才"姗姗"而来,且排尿时间延长,如果没有在精神紧张、焦虑的情况下排尿时间大于 1 分钟,建议尽早考虑检查前列腺。除了排尿等待、排尿时间延长外,还有排尿中断、尿线细而无力、射程短,有时竟从尿道口线样滴沥而下。

（3）尿失禁:夜间睡觉时尿液不受控制地流出来,严重者白天也会有这种情况发生。

（4）血尿:即尿液中带血,前列腺增生是老年男性血尿常见原因之一。

（5）反复尿路感染:慢性尿潴留导致感染时可出现尿频、尿急、尿痛、排尿困难等明显的尿路刺激症状。当并发上尿路感染时,可有发热、腰痛及全身中毒等症状。

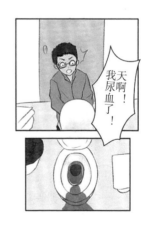

（6）急性尿潴留:是前列腺增生的严重表现,常在遇受凉、饮酒、长时间憋尿的情况下发生。需及时去医院行导尿甚至膀胱造瘘治疗。

良性前列腺增生的治疗方法有哪些?

（1）观察等待:轻度前列腺增生无症状或症状很轻,需定期接受检查,密切观察,一旦病情发展,则需积极治疗。轻度前列腺增生可通过改变生活习惯促进疾病康复,如避免久坐、避免饮酒及饮用咖啡等饮料。

（2）药物治疗：前列腺增生早期可口服药物治疗，一般应用的药物有 α 受体阻滞剂、5α 还原酶抑制剂，但当疾病进展到一定程度，药物无法控制时，就需行手术治疗。

（3）手术治疗：当前列腺增生严重影响生活且药物治疗无效时，可以选择手术治疗。目前，常见的手术方式有经尿道前列腺切除术、经尿道前列腺切开术、经尿道前列腺激光汽化/剜除术等。

温馨提示：一些老年人误认为该病是一种自然衰老现象无须纠正，失去最佳治疗时机。还有一些患者，因为尿频或排尿困难等症状就不敢喝水，导致结石等疾病。所以一旦出现排尿异常的情况应及时去医院就诊，避免耽误病情。

十、前列腺癌，这个"杀手"不太冷

什么是前列腺癌？

前列腺癌是发生在前列腺上皮的恶性肿瘤，在全世界范围内发病率位列男性恶性肿瘤第 2 位，具体包括腺癌、导管腺癌、尿路上皮癌、鳞状细胞癌等，其中前列腺腺癌占 95% 以上。前列腺癌发病年龄在 55 岁前处于较低水平，55 岁后逐渐升高，发病率随着年龄的增长而增长。因此，老年男性需要定期检查，以预防前列腺癌这个威胁健康的重要"杀手"。

前列腺癌的病因有哪些?

前列腺癌的发病原因有很多,与它发生明确有关的有:①遗传因素,如果家族中有患前列腺癌患者则家族成员患该病的相对危险度是普通人群的 3 倍;②年龄,50 岁以后发病率及病死率成倍增长;③种族,前列腺癌的发病率在不同人种之间差异显著,发病率及病死率由高至低依次为黑种人、白种人、黄种人。此外,前列腺癌的发病可能与性活动、饮食习惯等有关,性活动较多者患前列腺癌的风险增加,高脂肪饮食与发病也有一定关系。

前列腺癌引起的症状有哪些?

早期前列腺癌的治疗效果明显好于晚期前列腺癌,但早期症状并不典型,可完全无临床症状,随着肿瘤的发展,前列腺癌引起的症状可概括为以下两大类。

1. 压迫症状

随肿瘤进展可出现类似前列腺增生的排尿异常症状,表现为尿线细、射程短、尿流缓慢、尿流中断、尿后滴沥、排尿不尽、排尿费力,还有尿频、尿急、夜尿增多,甚至尿失禁。此时,必须由泌尿专科医生将两者进行鉴别。此外,肿瘤压迫直肠可引起排便困难或肠梗阻,也可压迫输精管引起射精缺乏,压迫神经引起会阴部疼痛,并可向坐骨神经放射。

2. 转移症状

当前列腺癌进展到晚期时,可侵及膀胱、精囊、血管神经束,引起血尿、血精、阳痿。盆腔淋巴结转移可引起双下肢水肿。前列腺癌最常见的转移部位是骨转移,会引起骨痛或病理性骨折、截瘫,也可侵及骨髓引起贫血或全血象减少。

哪些人群是前列腺癌的高危人群?

(1)年龄大于 50 岁的男性。

(2)年龄大于 45 岁且具有前列腺癌家族史的男性。

(3)年龄大于 40 岁且前列腺特异性抗原大于 $1\,\mu g/L$ 的男性。

如果能在早期发现前列腺癌,治愈率可达 95% 以上。遗憾的是,很多患者确诊前列腺癌时已经是转移的晚期肿瘤,预后很差。

前列腺癌检查方式有哪些?

发现前列腺癌离不开定期检查,前列腺癌的检查方式有以下几种。

(1)前列腺直肠指检:直肠指检即医师用手指从患者的肛门触摸前列腺的质地。直肠指诊是前列腺癌筛查最经济、最基本的检查方法之一,但诊断准确性较低,并与医师的临床经验密切相关,一般与其他检查联合应用。

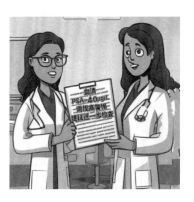

(2)前列腺特异性抗原检查:前列腺特异性抗原是前列腺组织中一种具有丝氨酸蛋白酶活性的单链糖蛋白。前列腺组织癌变时,正常组织被破坏

后,大量前列腺特异性抗原进入机体的血液循环中,使血液中前列腺特异性抗原升高。而前列腺特异性抗原检查就是抽取患者的静脉血进行化验,肿瘤患者的前列腺特异性抗原一般要比正常($0\sim4\,\mu g/L$)高出很多,这就提示有患前列腺癌的可能。

(3) 前列腺穿刺活检:穿刺活检是确诊前列腺癌的"金标准"。如果直肠指诊和前列腺特异性抗原测定有一项不正常,就建议做前列腺穿刺活检,穿刺前可进行前列腺超声检测和磁共振检查。

前列腺癌的治疗方法有哪些?

局限性(肿瘤仅位于前列腺包膜以内)前列腺癌患者可以通过根治性手术或根治性放射治疗等方式,达到良好的治疗效果,甚至得以治愈。但由于肿瘤本身生长缓慢,部分低危、高龄患者也可以根据具体情况选择主动监测,待病情进展再进一步治疗。

(1) 根治性手术:根治性前列腺切除术是指切除前列腺及其周围的精囊、射精管、输精管的一部分,同时察看盆腔淋巴结有无转移并行清扫。

(2) 放射疗法:前列腺癌细胞对放射线很敏感,对于早期前列腺癌可以达到治愈的效果。放射治疗常常可以使前列腺肿瘤明显缩小。在我国主要用于手术切除困难或已无法切除的患者。

手术或放射治疗一段时间后,需要通过检测前列腺特异性抗原了解治疗效果,如果疗效欠佳,可以继续行药物治疗和放射治疗。不仅如此,对于初步治愈的患者,在日常生活中更要注意健康生活,防止疾病的复发,做到真正

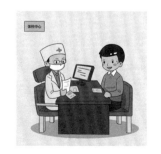

"治愈"。

如何预防前列腺癌?

(1)定期体检:男性满50岁以上应定期做前列腺检查,对于有前列腺癌家族史的男性人群,应该从45岁开始每年进行一次检查。

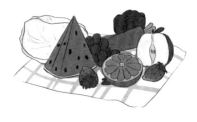

(2)饮食方面:尽量少吃含动物脂肪多的食物,多吃一些新鲜的蔬菜、水果,做到营养均衡。有些维生素对预防前列腺癌可能是有好处的,可以适当地补充一些维生素 A、维生素 E、维生素 D 和硒。

(3)远离有害物质:如避免长期接触油漆、农药、放射性物质、除草剂等。

(4)保持健康向上的生活态度:长期压抑的心情和癌症具有一定关系,因此要想预防癌症,好的心情和健康的生活态度是很重要的。

(5)适度、规律的性生活:性兴奋使得前列腺液分泌增加,适度、规律的性生活,可以排出前列腺液,解除前列腺液淤滞,改善局部血液循环,促进炎症的吸收和消散,有助于前列腺正常功能的发挥和患者的康复。但是,性生活过度,频繁排精容易使前列腺出现功能性收缩,造成前列

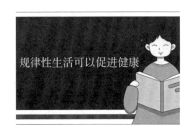

规律性生活可以促进健康

腺充血，也可能对前列腺造成损伤。

前列腺癌患者术后饮食有哪些注意事项？

术后患者可能有失血、发热等症状出现，导致患者消化吸收能力减低、食欲减退，以致影响伤口愈合。因此，必须注意合理的饮食，以促进机体恢复。

（1）前列腺癌术后当天 6 小时后可少量饮水，无明显呕吐、恶心、反胃现象时，可经口进食流质饮食，流质饮食就是呈液体状态的食物，推荐的流质有果汁、瘦肉汤、稠米汤、藕粉、麦片粥、蛋花汤、鸡蛋羹、粥等。牛奶也属于流质，但牛奶中含有乳糖，由于我国部分成年人肠液和胰液等消化液中不含水解乳糖的乳糖酶，牛奶到胃中凝结成大而比较坚硬的块，所以会感到腹胀，同时导致腹泻，因此不建议喝牛奶。

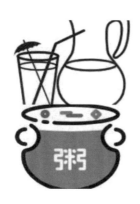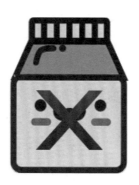

（2）术后第 1～2 天开始有肛门排气，此时一般可进半流食。半流食是一种介于软饭与流质之间的饮食，它比软饭更易咀嚼和便于消化。半流食粗纤维含量极少，又含有足够的蛋白

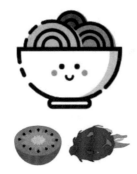

质和热量。术后早期半流食应是少渣饮食,不用含粗纤维多的蔬菜,如芹菜、韭菜等。推荐的半流食有烂面条、馄饨、肉末、菜泥、蒸水蛋,煮烂的鱼肉、鸡肉、鸽子肉等以及易消化的水果(如猕猴桃、火龙果等)。

(3)术后3周内饮食以易消化、高营养的食物为主,3周以后可过渡至正常普食。要多进食营养价值高、清淡而又易消化的食物,尤其是富含优质动物蛋白质的食物,如猪瘦肉、牛羊肉。补充微量元素,尤其是锌与钾。此外,补充各种维生素及纤维素,以增强抗感染能力,维生素 A、维生素 C、维生素 E 还可以促进伤口愈合。但要避免食用猪油、动物内脏、肥肉及含胆固醇较多的海鱼等。

(4)原则上早期不宜食用粗杂粮、干豆、硬果、粗纤维含量多的蔬菜(如笋、芹菜等)及产气食物(如萝卜、蒜苗、番薯、板栗等),但并不是完全不可以吃,过渡至普食后,可考虑量及个人对这些食物的承受力适当摄入。

(5)高纤维食物正常人吃了可以通便,但是对于胃肠道功能尚未恢复的人来说,易形成粪便,因胃肠道动力不足导致难以排出体外,造成肠梗阻,故不建议食用。

(6)不要服用壮阳补肾等保健品。因为这些药物可能含有一些雄激素或雄激素类似物,可能会促进前列腺癌的发展。在没有医嘱的情况下,千万不要自己随便吃补药。

前列腺癌患者术后应该怎么活动？

临床上很多患者术后都不敢活动，一是因为活动会引起伤口疼痛，二是因为身上引流管多，害怕管子滑脱。而护士都会让患者活动，早期活动有三大好处：①有利于增加肺活量，减少肺部并发症；②改善全身血液循环，加速切口愈合，避免下肢静脉淤血而发生血栓；③有利于恢复肠道蠕动及膀胱收缩功能，减少腹胀和尿潴留的发生。下面将具体说一说术后该怎么活动。

（1）术后麻醉清醒后的患者，即可开始在床上活动。可进行足趾伸屈活动、下肢肌肉收缩与放松交替活动、床上翻身等。

（2）术后1～2天，患者可以在医护人员及家属的帮助下离床活动。可在床边做深呼吸及咳嗽、站立、走动等。活动量循序渐进，根据自己的耐受程度，逐步增加活动量。

（3）对有休克、心力衰竭、严重感染、出血等患者，不能过早离床活动，须病情稳定后再下床活动。

（4）根据医师的建议恢复正常活动，3个月内避免剧烈运动、重体力劳动、骑车等，也不可进行性生活。

前列腺癌患者术后发生尿失禁怎么办？

前列腺癌患者在采取根治术治疗后，一般都会出现尿失禁的情况，这是因为原来前列腺也是控制排尿的一道屏障，当突然将前列腺切除，就有一部分患者会出现小便控制不住的情况。出现尿失禁的类型一般为暂时性尿失禁，大多数患者在1～2个月内即可恢复，少部分患者可为永久性尿失禁。而为了预防出现尿失禁的情况出现,一般患者在拔除导尿管后,都需要做提肛锻炼与膀胱训练。

(1)提肛训练:指导患者有意向收提肛门,屏住呼吸,保持10 s后慢慢呼气,放松10秒,一收一放为1次,指导患者重复上述动作,25～30次为一组,每天早、中、晚、睡前进行4组训练。

(2)膀胱训练:患者在每次如厕时站立不动,并收缩盆底肌至紧迫感消失后放松,逐渐延长排尿时间,以增加膀胱容量,减少排尿次数。同时每天摄入水量需维持在2 000～3 000 mL。

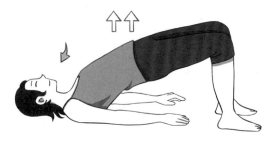

在深吸气时夹紧肛门并上提,屏住呼吸用力收紧肛门约5秒

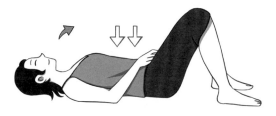

然后深呼气,全身放松,将肛门放下并松弛约10秒

平躺(站、坐、行均可),
有规律地往上提肛门,然后放松,
一提一松就是提肛运动。
每次做提肛运动30次左右,
每次持续5～20秒(因人而异)。

十一、阴茎癌,"丁丁"叛逆的"爆炸头"

什么是阴茎癌?

20 世纪 50 年代以前,阴茎癌曾是我国男性泌尿生殖系统最常见的恶性肿瘤之一。随着生活条件的不断改善,阴茎癌的发病率迅速下降,尤其是改革开放以后下降更加明显,目前阴茎癌已经成为罕见肿瘤了。阴茎癌是指发生于阴茎上皮组织的细胞异常快速增殖并可发生浸润和转移的新生物。

阴茎癌的发病原因是什么?

阴茎癌发病原因

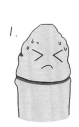

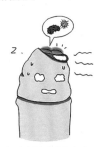

包茎和包皮过长　　　　包皮垢和慢性炎症

阴茎癌的确切病因至今仍不清楚,大家公认的是与包茎和包皮过长关系密切,包皮垢以及慢性炎症刺激是阴茎癌的重要原因。阴茎癌最常见于 50～70 岁的中老年男性尤其是包茎、包皮过长者,如果某一天突然发现"丁丁"换了个"爆炸头"的"新发型",就需要高度怀疑是不是患上阴茎癌了。而对于包皮过长的人来说保持包皮局部的清洁最为重要,也可以降低阴茎癌的发病率。现在临床上所见阴茎癌患者中绝大多数都有包茎。此外,阴茎癌相关病因还包括患有阴茎硬化性苔藓、疣、湿疣、人乳头瘤病毒感染以及包皮环切不彻底等。因此,有以上疾患的人也应尽早治疗。

阴茎癌早期和晚期有哪些表现?

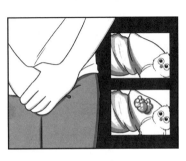

随着病变,"爆炸头"的形态开始突显。早期癌变大多数患者表现为阴茎头部丘疹,溃疡,疣或"菜花样"斑块,继则糜烂,边缘硬而不整齐,自觉刺痛或烧灼样痛,有脓性恶臭分泌物;有包茎或包皮不能上翻时,隔着包皮仔细触摸,可有肿块或结节感,局部有压痛,早期病变多在包皮环切后方可看到。早期病变如得不到适当处理,病情逐渐发展,疣状结节增大或溃疡扩大、加深,出现包皮紧张、变薄、发亮,肿块或溃疡边缘可露出包皮外口,进而癌肿穿破包皮,出现"菜花状"肿块或癌性溃疡,伴恶臭味分泌物,局部疼痛难忍,痛苦万分。

阴茎癌的检查方法有哪些?

1. 影像学检查

(1)淋巴造影:对诊断转移有一定帮助,一般不作为常规检查。

（2）B超：可确定肝脏、腹腔有无转移灶。

（3）CT、MRI：检查腹膜后及脏器有无转移。

2. 其他检查

当病变仅有硬结尚未破溃，如有包皮覆盖，应行包皮环切将病变部位暴露，局部活组织病理检查，可以明确诊断。活组织检查为最重要的组织学诊断依据。

阴茎癌如何治疗？

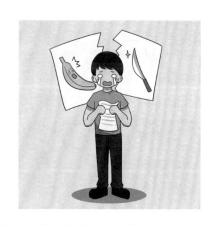

手术切除病变是最主要、最有效的治疗方法。可根据病变的部位、大小和分期决定选择包皮环切术、阴茎部分切除术和阴茎全切除加尿道会阴部造口术。阴茎部分切除术切除范围应距肿瘤边缘至少2cm以上正常组织。因常伴有感染，手术前最好先抗感染治疗1周，包括病灶局部的抗感染处理。对于腹股沟无淋巴结肿大的患者，目前不主张常规行腹股沟淋巴结清扫术。如活检证实腹股沟淋巴结有转移者可行腹股沟淋巴结切除或清扫术。术后可考虑联合放射治疗。

对于晚期阴茎癌伴有远处转移的患者应考虑化学治疗,化学治疗亦可配合手术和放射治疗。

如何预防阴茎癌?

(1)讲究个人卫生,经常洗澡。

(2)及时治疗包茎及包皮过长,注意局部清洁,对癌前病变给予适当治疗。

(3)积极预防和治疗阴茎癌前驱性病症,如阴茎头包皮炎、乳头状瘤和巨大尖锐湿疣等。

(4)阴茎遇有不适,应早期检查、早期诊断。保持局部清洁、卫生,积极预防感染。

十二、睾丸癌,"蛋蛋"的不可承受之重

什么是睾丸癌?

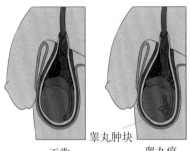

正常　　　睾丸肿块　睾丸癌

睾丸发生癌变就是睾丸癌,是男性生殖系统的恶性肿瘤。"蛋蛋"的主要"叛变年龄"是 20~40 岁。"蛋蛋"一旦"叛变",在

未及时治疗的情况下可迅速转移甚至危及生命。作为年轻男性高发的癌症之一,睾丸癌的发病原因并不为人们所知晓,统计显示,男性睾丸癌的发病率是十万分之七,且逐年增加,原因通常是恶性肿瘤转移造成的。

睾丸癌有哪些症状?

1. 早期症状

在临床上我们观察发现:睾丸癌多发生于性功能最活跃的20～40岁青壮年男性,虽然婴幼儿及老年人亦可发生,但较少见。

睾丸癌在早期一般悄无声息,而后典型的临床表现为逐渐增大的无痛性肿块,有可能是患者自己无意间或医生常规检查时偶然发现,或出现睾丸沉重感,有时觉得阴囊或下腹部、腹股沟牵拉感,在跳跃或跑步时比较明显,站立过久与劳累后可能会局部症状加重伴下坠感或轻度疼痛,当遇有偶然碰击或挤压时,可使疼痛加剧才引起患者注意而促使其就医。部分人常有类似急性睾丸炎或附睾炎症状,抗感染治疗后炎症虽已控制,但肿块仍存在,这时候就要警惕睾丸癌的可能。有些其他肿瘤转移可以引起腹部和后腰背部的疼痛,有胃肠道梗阻症状,或因肺转移而出现咳嗽、气急、咳带血的痰等。

如果是隐睾症患者,当睾丸发生恶性病变时,可能在盆腔内或腹股沟区出现逐渐增大的肿块。睾丸癌可以双侧一起或先后发生。

2. 晚期症状

(1)睾丸癌转移症状:睾丸癌以淋巴结转移为主,转移后患者会诉说腰、背部疼痛。睾丸绒毛癌患者可出现乳房肥大,乳头、乳晕色素沉着。

(2)睾丸肿大症状:绝大多数患者睾丸呈不同程度肿大,有时睾丸完全被肿瘤取而代之,正常的弹性消失,变得质地坚硬。早期表面光滑,晚期表面可能摸上去像结节,破溃之后,阴囊皮肤可呈暗红色,表面常有血管迂曲。做透光试验检查时不透光。

(3)疼痛:是睾丸癌的另一种症状,近90%的患者睾丸感觉消失,没有痛感。所以一般认为肿瘤是无痛性阴囊肿块。值得注意的是,在临床还可以见到急剧疼痛的睾丸癌,但往往被认为是炎症,发生疼痛的原因是肿瘤内出血或中心坏死,或因睾丸癌侵犯睾丸外的组织而发生疼痛,因此一定要警惕。

睾丸癌如何诊断?

1. 实验室诊断

主要抽血检验癌症指标,这些血清肿瘤标志物对诊断、治疗、随访和预后均有重要意义。

2. 影像学诊断

阴囊 B 超是临床首选方法。腹部盆腔 CT 用于了解淋巴结转移的情况,胸部平片和 CT 用于评价是否存在肺转移。

3. 病理诊断

对睾丸肿瘤进行穿刺活检虽然可以明确诊断,但有可能穿刺后发生肿瘤种植转移的风险。因此,应禁止行经阴囊睾丸穿刺活检。

睾丸癌如何治疗?

（1）外科治疗：无论哪一类睾丸肿瘤均应先做睾丸切除，以后根据病理检查结果决定进一步的治疗方案。

（2）放射治疗和化学治疗：放射和手术综合治疗可能产生更多的性功能损伤，因而目前多主张化学治疗和手术的综合治疗，不主张放射治疗与手术综合治疗。

睾丸癌如何预防?

（1）在工作与生活中应尽量避免接触化学制品等致癌物，远离辐射。

（2）避免睾丸受伤，无论在工作、生活中均需避免压迫伤害到睾丸。日常生活中尽量穿宽松透气的内衣裤。

（3）膳食均衡：油炸及腌渍食物可能影响体内的激素水平，对睾丸造成伤害。日常应多吃清淡一些的食物，同时做到戒烟限酒。

（4）定期进行睾丸自查：可以在洗澡后进行自查，如发现疼痛及有硬的肿块时，需引起重视，及时就医。

参考文献

［1］吴肇汉,秦新裕,丁强.实用外科学[M].4版.北京:人民卫生出版社,2017.

［2］王吉耀,葛均波,邹和建.实用内科学[M].16版.北京:人民卫生出版社,2022.

［3］刘小东.尿失禁需要早干预[J].人人健康,2021(1):48.

［4］冷建荣.肾积水的诱发因素有哪些?[J].保健文汇,2019(4):27.

［5］杜莉.肾积水该如何护理[J].保健文汇,2020(8):56.

［6］中华中医药学会男科分会,北京中医药学会男科专业委员会.慢性前列腺炎中医诊治专家共识[J].北京中医药,2015(5):20-23.

［7］宫傲磊,陈东,王家辉,等.miRNA与慢性非细菌性前列腺炎相关研究进展[J].海南医学院学报,2023,29(1):76-80.

［8］刘运洪.关于前列腺炎的科普知识[J].健康必读,2020(12):248.

［9］许克新,柯涵炜.从减少并发症的角度评估良性前列腺增生手术方式的选择[J].现代泌尿外科杂志,2023,28(1):10-14.

［10］陈弘,谢立平.良性前列腺增生手术的创新、思考与展望[J].现代泌尿外科杂志,2023,28(1):1-4,36.

［11］王涓.信息一体化慢性病管理系统应用于老年前列腺增生患者的效果观察[J].吉林医学,2023,44(1):204-206.

［12］中国医疗保健国际交流促进会泌尿健康促进分会,中国研究型医院学会泌尿外科学专业委员会.前列腺癌新辅助治疗安全共识[J].现代泌尿外科杂志,2023,28(1):18-23,28.

［13］毛奇娜,张成伟.基于现象描述式的康复指导应用于前列腺癌患者

围术期中的效果观察[J].护理实践与研究,2023,20(1):94-98.

[14] 孙洁,唐秀芳.快速康复外科护理在腹腔镜下前列腺癌根治术围术期病人中的应用[J].全科护理,2021,19(7):935-938.

[15] 陈燕冰.临床护理路径在泌尿系统疾病围手术期护理中的应用[J].黑龙江中医药,2022,49(5):12-130.

[16] 邱晓玉,李明洁,阮喜各,等.快速康复外科护理对腹腔镜前列腺癌患者围术欺负性情绪及并发症的影响[J].齐鲁护理杂志,2021,27(16):135-137.

[17] 梁伟霞,苏丽凤.前列腺癌根治术后尿失禁优化护理的研究进展[J].中国医药科学,2022,12(6):44-47.

[18] 丁茜茜,圣倩倩,汪蕾.膀胱及提肛肌训练在腹腔镜前列腺癌根治术后的应用[J].安徽医专学报,2021,20(6):132-134.

[19] 陈孝平.外科学[M].9版.北京:人民卫生出版社,2018.

[20] 张学宝,张其强,刘楚,等.腺性膀胱炎的诊疗进展[J].中华腔镜泌尿外科杂志(电子版),2019,13(4):271-274.

[21] 于雷,刘娟,马小桐,等.基于年龄-时期-队列模型的中国膀胱癌发病死亡趋势分析[J].现代预防医学,2022,49(23):4253-4258.

[22] 金培民,肖磊,陈佳,等.机器人辅助与腹腔镜膀胱癌根治术疗效对比的Meta分析[J].现代肿瘤医学,2022,30(15):2767-2774.

[23] 杨守东,孙江连,卢浩彬,等.非肌层浸润性膀胱癌基底注水后经尿道逆行膀胱肿瘤整块剜除术疗效分析[J].新医学,2022,53(8):582-587.

[24] 薛亚岗,沈锋,陆佳伟,等.非肌层浸润性膀胱癌经尿道膀胱肿瘤等离子电切术后吉西他滨膀胱灌注化疗的效果分析[J].中外医学研究,2022,20(20):47-51.

[25] 魏景燕.膀胱癌患者术后灌注化疗药物的效果观察[J].北方药学,2022,19(5):182-184.

[26] 卢启海,莫晓东,那万里.膀胱过度活动症的诊治现状和进展[J].海南医学,2020,31(11):1472-1476.

[27] 单东超.盆底磁刺激联合行为疗法对女性膀胱过度活动症患者膀胱功能的影响[J].医疗装备,2020,33(15):158-160.

[28] 崔占武,赵建中.膀胱过度活动症治疗药物临床研究进展[J].中国临床药理学杂志,2021,37(4):473-478.

[29] 魏爱科.多受体途径联用药物治疗膀胱过度活动症的临床效果研究[J].药品评价,2019,16(19):55-56.

[30] 张芮,王春喜,管旌旌,等.膀胱癌行膀胱灌注病人不同护理模式的研究进展[J].全科护理,2022,20(33):4642-4645.

[31] 中国肿瘤医院泌尿肿瘤协作组.非肌层浸润性膀胱癌膀胱灌注治疗专家共识(2021版)[J].中华肿瘤杂志,2021,43(10):1027-1033.

[32] 马兰,杨汝春.膀胱灌注治疗对T1期非肌层浸润性膀胱移行细胞癌患者经尿道膀胱肿瘤切除术后癌症特异性生存率的影响[J].肿瘤防治研究,2022,49(12):1269-1275.

[33] 苟泓燊,郑红岗,段中琪.经尿道膀胱肿瘤电切术术后即刻表柔比星灌注化疗在非肌层浸润性膀胱癌患者中的应用效果[J].癌症进展,2021,19(22):2343-2346.

[34] 陈楷.高级别非肌层浸润性膀胱癌中不同膀胱灌注化疗方案在经尿道膀胱肿瘤电切术后应用的回顾性研究[D].汕头:汕头大学,2022.

[35] 薛富刚.低危非肌层浸润性膀胱癌术后即刻膀胱灌注与维持膀胱灌注的疗效对比[D].唐山:华北理工大学,2020.

[36] 刘倩倩,田丽,田洁,等.尿路造口患者照顾者照顾能力及影响因素研究[J].护理管理杂志,2021,21(6):397-401.

[37] 林丽丽.膀胱癌患者术后尿路造口并发症的护理及效果[J].中国城乡企业卫生,2019,34(10):215-216.

[38] 华剑红,华莺红,朱礼霞,等.对接受膀胱癌术后尿路造口的患者进行延续性护理的效果分析[J].当代医药论丛,2019,17(20):257-259.

[39] 何金环,黄实.1例婴儿型结节性多动脉炎伴肾动脉狭窄的护理[J].当代护士,2019,26(7):182-183.

[40] 刘毅东,吕向国.睾丸扭转诊治安全共识[J].现代泌尿外科杂志,2019,24(6):434-437.

[41] 涂磊,赵天望,何军.儿童和青少年睾丸扭转109例诊断与治疗分析[J].中华男科学杂志,2019,25(1):46-49.

[42] 熊天波,伍萍,张成辉,等.高频彩色多普勒超声诊断睾丸附件扭转的价值[J].影像研究与医学应用,2020,4(5):123-124.

[43] 章淑萍,郜都,李培轮,等.中医药治疗勃起功能障碍研究进展[J].新中医,2020,52(4):14-17.

[44] 庄炫,邢金春.阴茎癌的诊断和分期进展[J].现代泌尿生殖肿瘤杂志,2020,12(3):129－132.

[45] 张兴保,邱学德.阴茎癌治疗的研究进展[J].医学综述,2019,25(18):3617－3621.

[46] 杜伟,李东,宋小松,等.泌尿系结石成分与代谢异常的临床研究[J].中华肥胖与代谢病电子杂志,2018,4(1):35－39.

[47] 刘津念,郑剑,殷永健,等.标准通道经皮肾镜取石术联合输尿管软镜钬激光碎石术治疗上尿路结石的疗效观察[J].实用医院临床杂志,2019,16(1):164－167.

[48] 黄芳.循证护理在输尿管结石患者钬激光碎石手术中的应用及对患者应激反应的影响[J].中外女性健康研究,2022,10(2):124－125.

[49] 刘鸿凯.优质护理在输尿管镜下钬激光碎石术治疗输尿管结石患者护理中的应用效果[J].中华养生保健,2022,40(4):72－74.

[50] 龙驿聃.优质护理用于输尿管结石围手术期中的效果探讨[J].特别健康,2021,101(21):220－221.

[51] 朱云.分析预见性护理在输尿管连接部狭窄并发肾结石患者微创治疗中的应用效果[J].国际感染病学(电子版),2020,9(1):217－218.

[52] 裴亮,翟晓艳,王振兴,等.内、外引流方式在输尿管结石合并尿脓毒血症中应用的临床研究[J].国际泌尿系统杂志,2020,40(2):213－215.

[53] 胡海峰,杨进,汪自力,等.保守疗法和同期微创手术治疗前列腺增生合并输尿管结石的疗效及其对性功能的影响[J].川北医学院学报,2020,35(1):96－99.

[54] 于春晓,于泉,秦瑞,等.双J管内引流在妊娠合并输尿管结石的临床应用[J].国际泌尿系统杂志,2018,38(5):726－728.

[55] 李鹏,刘龙斌,林文,等.局麻下经膀胱镜或输尿管镜置管引流术紧急处理输尿管结石梗阻并尿脓毒血症[J].黑龙江中医药,2019,307(5):66－67.

[56] 谷遇伯.2020年EAU尿道损伤诊断治疗指南(附解读)[J].现代泌尿外科杂志,2021,26(1):69－74.

[57] 宋鲁杰,傅强.尿道损伤诊疗安全共识[J].现代泌尿外科杂志,2019,24(3):178－184.

[58] 贾静,徐晶晶,仇晓溪.医院-社区-家庭失禁护理平台在压力性尿失

禁患者管理中的应用研究[J]. 中华护理杂志,2018,53(5):533-536.

[59] 孙延龄,薛凯凯,苏曼曼,等. 江苏省徐州市城乡成年女性尿失禁发生状况及相关影响因素调查分析[J]. 护士进修杂志,2019,34(20):1881-1883.

[60] 安颖. 社区老年女性尿失禁发病率及相关影响因素的研究[J]. 临床医药文献电子杂志,2019,6(32):178-179.

[61] 刘璇璇,冷苗苗,许宇州,等. 老年女性尿失禁与自然分娩次数的相关性调查研究[J]. 山东青年,2019,71(9):138-140.

[62] 李志毅,朱兰. 女性压力性尿失禁流行病学现状[J]. 实用妇产科杂志,2018,34(3):161-162.

[63] 饶婷,夏煜琦,程帆,等. 2022欧洲泌尿外科学会指南:尿石症手术干预治疗的最佳实践解读[J]. 临床外科杂志,2023,31(1):31-34.

[64] 马金英,王惠琴,马涛. 人性化护理在电子软式膀胱镜检查中的应用体会[J]. 实用临床护理学电子杂志,2018,3(36):39,133.

[65] 陈邦典,王克孝. 实用膀胱镜检查[M]. 上海:上海科学技术出版社,1981.

[66] 李金,周柱玉,王锦亮,等. 直肠超声引导下经会阴与经直肠前列腺穿刺活检术临床价值比较[J]. 新乡医学院学报,2020,37(8):747-749.

[67] 刘泽龙,王林,吴磊,等. 经会阴和经直肠前列腺穿刺活检术在前列腺癌诊断中的应用[J]. 现代临床医学,2021,47(1):15-16,19.

[68] 王鑫淼,王军平,冉新泽. 我国临床核医学发展现状及相关人员放射防护措施探究[J]. 辐射防护,2020,40(4):331-339.

[69] 费新妮. 尿流动力学检查及临床应用[J]. 医学食疗与健康,2020,18.(11):183-184.